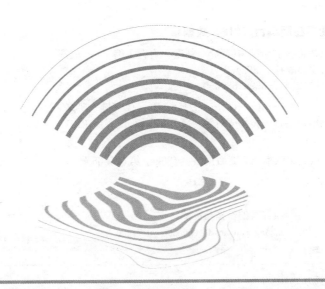

健康谣言的
传播与辟除

主 编◎刘 建 孙 茜

副主编◎宋盈滨

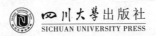

四川大学出版社

SICHUAN UNIVERSITY PRESS

图书在版编目（CIP）数据

健康谣言的传播与辟除 / 刘建，孙茜主编. -- 成都：
四川大学出版社，2024.6
ISBN 978-7-5690-6890-0

Ⅰ. ①健… Ⅱ. ①刘… ②孙… Ⅲ. ①保健－研究②
互联网络－谣言－传播－对策－研究－中国 Ⅳ. ①R161
②D669.4

中国国家版本馆 CIP 数据核字（2024）第 095565 号

书　　名：健康谣言的传播与辟除
　　　　　Jiankang Yaoyan de Chuanbo yu Pichu
主　　编：刘建　孙茜

选题策划：倪德君
责任编辑：倪德君
责任校对：李　梅
装帧设计：裴菊红
责任印制：王　炜

出版发行：四川大学出版社有限责任公司
　　　　　地址：成都市一环路南一段 24 号（610065）
　　　　　电话：（028）85408311（发行部）、85400276（总编室）
　　　　　电子邮箱：scupress@vip.163.com
　　　　　网址：https://press.scu.edu.cn
印前制作：四川胜翔数码印务设计有限公司
印刷装订：四川五洲彩印有限责任公司

成品尺寸：145mm×210mm
印　　张：7
字　　数：187 千字

版　　次：2024 年 6 月 第 1 版
印　　次：2024 年 6 月 第 1 次印刷
定　　价：45.00 元

本社图书如有印装质量问题，请联系发行部调换

扫码获取数字资源

四川大学出版社
微信公众号

作者简介

刘建，外科学专业医学博士，首都医科大学副教授，北京市大兴区人民医院乳甲外科副主任、副主任医师。2023 年 9 月"中国好医生 中国好护士"候选人，中国互联网联合辟谣平台特约专家，北京性腺轴疾病防治研究会会员，北京乳腺病防治学会基层诊疗专业委员会委员，北京癌症防治学会甲状腺专业委员会委员。

长期从事乳腺癌、乳腺结节、非哺乳期乳腺炎、甲状腺结节、甲状腺癌的诊断与治疗。在乳腺癌保乳手术及前哨淋巴结活检、甲状腺术中喉返神经及甲状旁腺的保护、隐蔽切口及微创乳腺肿物切除、乳腺脓肿的微创治疗方面积累了丰富经验，以第一作者发表 SCI 来源期刊论文 3 篇、核心期刊论文 10 余篇，主持完成各级科研项目 5 项。

孙茜，新闻传播学专业文学硕士，新华通讯社·新华网数字政务中心编辑、资深主管。曾就职于中国文明网、新华网，获得第二十六届中国新闻奖（2015 年度）网络专题三等奖。2021 年起就职于中国互联网联合辟谣平台，制作辟谣短视频五十余个，撰写辟谣稿件百余篇。

曾参加第三届、第五届、第六届全国对外传播理论研讨会，其中在第三届、第五届共 3 件作品入选。在各类期刊发表论文 10 余篇，其中 CSSCI 来源期刊论文 4 篇、北大中文核心期刊论文3篇、国家会议论文4篇。

宋盈滨，艺术设计专业、宝石及材料工艺学专业双学士，设计学专业硕士，武汉工商学院艺术与设计学院院长助理兼环境设计系主任，高级室内设计师，副教授。2023年度荆楚好老师，2022年湖北省一流本科课程负责人，湖北省村镇建设协会设计下乡（共同缔造）导师，西厢房乡建联合机构导师，"绘世界"手绘机构特聘名师。

近3年主持横向课题8项，其中"黄石市阳新县龙港镇汪家垅村旅游发展总体规划（2019—2024）"助力乡村被湖北省政府评为"湖北省2020年度美丽乡村建设试点村"，"华严农场景湾社区形象提升"项目助力乡村振兴，获"湖北省2023年度美好环境与幸福生活共同缔造省级示范点"；主持和参与教育部思政司、湖北省教育厅人文社会科学研究项目共3项；出版教材3部，发表论文6篇；获软件著作权2项、专利3项。

前　言

　　2016年，中共中央、国务院印发《"健康中国2030"规划纲要》，要求各地区各部门结合实际认真贯彻落实。《"健康中国2030"规划纲要》指出："各级各类媒体加大健康科学知识宣传力度，积极建设和规范各类广播电视等健康栏目，利用新媒体拓展健康教育。""加强正面宣传、舆论监督、科学引导和典型报道，增强社会对健康中国建设的普遍认知，形成全社会关心支持健康中国建设的良好社会氛围。"① 2019年年底新型冠状病毒感染疫情的暴发，使健康传播上升为国家层面的现实问题，作为健康传播分支的健康谣言也同样引起了关注。

一、网络谣言与健康谣言

　　谣言是古已有之的社会现象，随着媒介技术的发展，谣言借助网络传播、移动传播、社交传播、智能传播等传播方式，流传速度更快、波及面更广。"谣"的本义是徒歌，即随口唱出、无音乐伴奏的清唱，泛指谣谚、歌谣，又指谣传。《新华大字典（第3版）》把"谣言"定义为"无事实依据、凭空捏造的传言"。《现代汉语词典（第7版）》对"谣言"的定义是"没有事实根据的消息"。谣言存在的原因是极其复杂的，其中之一是谣言在某

---

① 中共中央，国务院."健康中国2030"规划纲要［EB/OL］.中国政府网，https://www.gov.cn/zhengce/2016-10/25/content_5124174.htm,2016-10-25.

些方面迎合了大众的某些心理、情感和利益诉求，从而更容易被大众接受甚至相信。

谣言传播既是一个信息的扩散过程，又是一个解释和评论的过程。健康谣言是以健康为主题的谣言，往往以"朋友圈"里层出不穷的"生活提示"、"不听老人言，吃亏在眼前"中的"老人言"等形式出现。在健康谣言的传播中，有自我缓释性的合理猜测性表达，有政策误读，有恶意戏谑。健康谣言的传播与辟除涉及跨学科的理论与实践工作，需要公共卫生与预防医学、管理学、传播学、舆情学、心理学等多学科专业人员的关注与研判。

二、健康谣言与医患传播

健康传播指与健康相关的所有人类传播活动，主要通过传统媒体、新媒体和其他创新的技术手段向大众传播健康信息，提高大众对健康议题的认知，从而改变个人观念和行为来预防疾病、促进健康。① 健康谣言作为健康传播的重要内容，应该被研究、被重视。健康谣言的传播离不开人与人的交流，医患传播中出现的知识沟壑、依从性问题等，都是健康谣言形成的因素。要想打赢与健康谣言的战争，不仅需要传递真相、事实，更需要患者（或信息需求者）与医者、媒介建立信任关系。

广义的医患传播指医疗卫生专业机构及从业人员与患者、患者家属、社会大众之间所进行的信息、情感和文化互动，是临床治疗、康复护理、疾病预防、公共卫生服务和健康促进等一切医疗卫生工作不可分割的组成部分。狭义的医患传播（也称为医患沟通）指医护人员与患者及其家属之间进行的信息和情感互动。

---

① World Health Organization. Communication，education and participation：a framework and guide to action ［R］. Washington：WHO（AMRO/PAHO），1996.

医患传播的质量和效率不仅直接影响医患关系，也决定着医患双方的满意度，治疗效果，患者的依从性、疾病管理能力、生活质量及健康状况，同时也会对医疗卫生行业的整体形象、机构声誉和医护人员在患者和社会大众心目中的职业魅力产生重要影响。医患传播是提升大众医学科学和健康素养的重要渠道。[①] 随着社会大众使用媒体习惯和偏好的变化，医患传播的内涵有了更广泛的延伸。

本书对医患传播的定义如下：医疗卫生专业机构及从业人员与患者、患者家属、社会大众之间建立起的以健康为主题的所有人类传播活动，这些传播活动主要通过传统媒体、新兴媒体及元宇宙、人工智能（AI）技术等新技术手段进行，以提升以患者为主体的人群的健康认知，缩小医患间的知识沟壑，增加医患间的共通认知。

健康谣言与医患传播是当前医疗领域中普遍存在的现象。健康谣言的传播可能导致大众对健康问题产生误解，而医患传播的不畅或错误可能影响患者的治疗效果和医患关系。本书旨在分析健康谣言和医患传播的现状，并提出改善策略以促进有效的健康信息传播和医患沟通。

三、章节安排

本书的写作注重理论联系实际，希望读者能通过阅读本书了解并掌握健康谣言传播的相关理论和议题，为共治健康谣言奠定基础。希望书中内容可指导大众合理运用网络信息，提升自身健康知识积累，正确对待网络上的各类信息，从而促进社会健康发展。

---

① 田向阳. 健康传播学 [M]. 北京：人民卫生出版社，2017.

本书共分为三个部分。

第一部分为基础理论，包括第一章至第四章。第一章"健康谣言的产生、发展与传播"主要介绍健康传播及健康谣言的概念，并在此基础上探讨健康谣言的成因。第二章"我国医疗卫生事业的发展脉络"总结概括改革开放以来我国医疗卫生事业的发展脉络，以及在此过程中医患关系的变化。第三章"医患之间的沟通与传播"主要介绍就医行为和执医行为，以及医患行为的相关理论。第四章"心理因素与网络谣言"主要介绍网络谣言传播主体的心理因素，探讨心理因素与网络谣言之间的关系。

第二部分为核心议题，包括第五章至第八章。第五章"健康谣言在医患传播中的传播模式"主要介绍传播学领域的媒介"使用与满足"理论、健康传播领域的健康信念模式与社会认知理论、预防医学领域的流行病传播模式和免疫机制模式，以及这些理论在健康谣言传播中的应用。第六章"突发公共卫生事件中的'信息疫情'"主要介绍突发公共卫生事件中"信息疫情"的产生、扩散及影响因素，并结合相关案例重点阐述突发公共卫生事件中"信息疫情"的辟除策略和常见问题。第七章"健康谣言的处置与信息管理"主要介绍健康谣言的处置流程，以及这一过程中的信息管理流程。第八章"数字技术在健康谣言辟除中的应用"主要探讨人工智能、大数据、区块链、虚拟现实在健康谣言辟除中的应用。

第三部分为案例分析，包括第九章至第十一章。本部分主要结合前两部分的理论和议题，对大众眼中的"真实信息"及医患关系中的信息差等议题进行分析。第九章"医患传播中的日常案例"，通过分析医患接触过程中产生的医患传播实际案例、影视作品和现实医疗过程中的误读案例等，了解大众意识深处的谣言认知情况。第十章"乳腺癌议题中的医患沟通"，从医患沟通障碍引发的各类医疗纠纷的实际案例中研究患者的心理特征，提出解决方案。第十一章"甲状腺疾病议题中的健康谣言",以甲状腺疾病为主要阐述对象,解读网络上流传的健康谣言。

　　本书第一章、第二章、第五章由孙茜撰写;第八章由宋盈滨撰写;第三章、四章、第六章、第七章、第九章至第十一章由刘建撰写。

目　录

第一部分

基础理论

第一章　健康谣言的产生、发展与传播

章节目标

· 掌握健康传播与健康谣言的概念。

· 认识健康谣言的成因。

· 了解健康谣言传播中的社会心理学认知。

章节导论

健康，是与人类生存与发展相关的永恒话题；传播，是社会生活赖以维系的核心要素；谣言，存在于社会生活的每一个领域；健康谣言，源于对健康这一永恒话题的疑虑、困惑、无知以及恶意传播。在谣言的作用下，健康与传播问题变得复杂多变。为了更好地、更科学地理解网络媒介快速发展过程中，健康谣言传播规律及背后的深层原因、蕴含在人们行为里的动机，各学科研究者在实践的基础上构建了各类谣言传播模型及辟除模式。实践过程中，"清朗"系列专项行动严厉打击了不良言论及网络谣言，推进了社会整体发展与创新，凝聚了社会合力，助力形成了良性的社会机制。

本章将首先介绍健康传播和健康谣言的概念，并在此基础上探讨健康谣言的成因，帮助读者认识健康谣言的本质，理性使用网络，学习更多健康知识。

第一节 健康传播与健康谣言的概念

近年来，我国居民健康素养水平稳步提高，与之相伴的是越来越多优质的健康科普作品面世，造就了不少科普"爆款"。与此同时，生活中也存在健康信息良莠不齐的问题，给大众带来不小的困扰。伪科学"造谣一张嘴"，却让专业人士"辟谣跑断腿"。[①] 长期以来，国家卫生健康委员会（以下简称"国家卫健委"）一直在指导和鼓励各方特别是媒体机构和自媒体开展健康科普，"2020 年建立健全全媒体健康科普知识发布和传播机制"的指导意见在"为什么要做、该怎么做、有什么要求"方面，给各方提供了一个指南。

一、健康传播的概念变迁

健康传播（Health Communication）是一种健康交流方式，属于传播学中的应用分支，融合了预防医学、传播学、行为学、心理学等不同的研究领域，尝试将公共宣导的概念应用在健康促进主题上，进而形成的一门新兴的跨领域学科。1946 年，世界卫生组织（WHO）在综合全球医学专家观点的基础上，第一次提出了"健康"的定义，即健康不仅是指免于疾病和虚弱，也包括生理、心理和社会适应的完好状态。20 世纪 60 年代，美国学者将传播学引入公共健康与卫生教育领域；20 世纪 70 年代中期，"健康传播"的概念正式产生。随后，各类侧重于不同方向的健康传播的概念开始出现。

---

① 董瑞丰. 对"假科普"说不！健康科普知识发布和传播机制三大看点［EB/OL］. 新华网，http://www.news.cn/2022－06/01/c_1128705149.htm,2022－6－1.

（一）国外健康传播的概念变迁

健康传播概念在最初受到学界关注时，主要指在医疗场景中患者和医生之间的人际交流，后来这一概念的范围逐渐拓展至借由大众媒介展开的健康知识和信息的普及活动。随着全球化的发展，健康传播的内涵进一步拓展，主要指传播在医疗保健服务和健康促进中的角色与功能，包括人际、组织和大众等多层面的传播实践。

从时间上看，健康传播的概念变迁主要经历了以下几个阶段。

1985 年，麦奎尔（McGuire）认为，健康传播意在提醒个体随时保持危机意识，经由大众媒介及其他传播渠道，告知社会大众与风险有关的生活形态，训练他们获得健康生活形态的技巧，促使他们降低风险程度，朝向更健康的生活前进。诺索斯（Northouse）发表的《健康传播：专业人员指导手册》（*Health Communications：A Handbook for Health Professionals*）提出，健康传播是人类传播的子领域，主要关注医学研究成果如何转化为大众可以理解和应用的健康知识，并通过这些知识改变人们的态度和行为，以提高社区或国家层面的生活质量和健康水平。Jackson 认为大众层级的健康传播注重健康促进和疾病预防，但它们需通过中介（大众媒介）传递健康相关的信息，其中又包括健康营销和政策决定。因此健康传播是联结医疗、健康专业领域和大众健康问题的桥梁，而健康传播的最大目的就是改善人们的健康行为以利全民福祉。Burgoon 等从人际沟通的观点为健康传播下了定义，认为健康传播是患者和医疗提供者之间的互动关系，以及发生在诊疗室里的无数人际传播活动。

美国传播学者罗杰斯（Rogers）认为，健康传播是一种将医学研究成果转化为大众的健康知识，并通过大众态度和行为的转变，降低疾病的患病率和死亡率，有效提高一个社区或国家人民生活质量和健康水平的行为。两年后，他又在另一篇文章中对健康传播做了如下定义：举凡人类传播的类型涉及健康的内容，就名为健康传播。在这一定义中，健康传播是人类通过各种渠道，运用各种传播媒介和方法，为维护和促进健康的目的而制作、传递、分享健康信息的过程。健康传播是一个传播行为在医疗保健领域的具体和深化。当涉及健康议题的相关内容，以传播为主轴，透过 4 个传递层级扩散发送出去，就是健康传播。这 4 个传递层级分别为自我个体（Individual）、人际（Interpersonal）、团体（Group）和社会大众（Mass）。

英国健康学者 Strasser 与 Gallagher（1994）对健康传播的定义为，健康传播是一个双向互动的过程，它可能发生在任何人或媒介之间，借以传递有关疾病诊疗和预防保健的方法，并尽可能寻求信息接收者的回馈反应，来确定信息是否有真正被了解与接受。

美国疾病预防控制中心（Centers for Disease Control and Prevention，CDC）提出，健康传播的目的是预防疾病、提升大众健康水平，传播内容是能影响大众医疗态度、健康行为的知识。美国 CDC 对健康传播的定义为，为了促进社区和个人健康，在评估需要的基础上开展的信息和策略的编写和发布。[①] 美国国家癌症研究基金会（National Foundation of Cancer Research，NFCR）对健康传播的定义为，通过各种渠道，运用各种传播媒介和方法，为维护和促进人类健康而收集、制作、传播、分享健康信息的过程。[②] 美国国家癌症研究所（National Cancer Institute，NCI）对健康传播的定义为，推动个体、群体健康的战略性传播

---

① 田向阳. 健康传播学［M］. 北京：人民卫生出版社，2017.
② 田向阳. 健康传播学［M］. 北京：人民卫生出版社，2017.

的实际应用。[①]

不难发现，国外学者的研究认为健康传播具有专业性和公共性两大属性，囊括个人和社会两大面向。其中，专业性强调的是健康传播有赖于医护人员和营养学家的专业判断和指导，这一特性决定了其自主的地位和逻辑，是健康传播区别于其他传播的特质。与之相应，公共性强调的是健康知识和信息与每个社会公众都息息相关，还可能会影响国家与社会的稳定发展，这一特性是健康传播社会面向的体现。

（二）国内健康传播的概念变迁

在我国，关于健康传播的研究起步相对较晚。新中国成立初期的"血吸虫病防治运动"、20 世纪 70 年代开始的"计划生育运动"、20 世纪 80 年代开始的"预防脊髓灰质炎运动"及 20 世纪 90 年代开始的"正确看待艾滋病运动"，可看作是我国在健康传播领域开展的早期实践活动。

20 世纪 80 年代以来，我国的健康传播研究在医疗卫生和新闻传播两大领域的专业学者的带领下不断发展。

1978 年 7 月 27 日至 8 月 5 日，首届全国教育健康理论研讨会在北京举行，会上对"健康教育"进行了界定：健康教育是建立在医学、教育学、心理学、社会学、美学、大众传播学等学科基础上的一门新兴边缘学科，旨在通过有计划、有目的、有组织的系统性教育活动，培养和激发起人们的自我保健意识、确立起自身健康的责任感，使之改变不健康行为，积极主动地参与个人和社会的保健活动。[②] 1993 年，《健康传播学》教材出版，随后

---

① 周艳，姜军. 美国国家癌症研究所介绍［J］. 中华乳腺病杂志（电子版），2007，1（6）.

② 朱琪. 首届全国健康教育理论研讨会在京举行［J］. 中国心理卫生杂志，1987（5）.

中国协和医科大学、北京医科大学及天津师范大学先后开设了"健康传播学"课程。

2003 年，复旦大学新闻与传播学院张自力在《"健康的传播学"与"健康中的传播学"——试论健康传播学研究的两大分支领域》一文中提出，健康传播学研究应该初步划分为两类，即"健康的传播学"和"健康中的传播学"。"健康的传播学"指的是从传播学的角度，运用传播学的理论和方法考察人们的各种与健康有关的行为和观念。这一类研究应由医疗健康领域之外的职业传播学者进行。而"健康中的传播学"指的是在维护和促进健康的过程中运用了传播学的理论和方法，换句话说，就是运用传播学理论和方法从事与健康促进相关的应用性研究，研究者应为在医疗健康领域内工作的应用性传播学者。"健康的传播学"与"健康中的传播学"的比较见表 1-1。

表 1-1 "健康的传播学"与"健康中的传播学"的比较[①]

维度	健康的传播学	健康中的传播学
研究者	医疗健康领域之外的职业传播学者	医疗健康领域内的应用性传播学者
研究目的/取向	人们各种与健康有关的行为和观念，对健康传播过程的各个层面加以理性关照	普及健康理念，开展流行病学调查，维护和促进健康
研究性质	偏重于基础性研究	偏重于应用性研究
研究特点	对医疗健康领域的依附性较小，相对独立，相对客观	对医疗健康领域的依附性较大，对策性更强，可操作性更突出
研究动力	传播学问题	健康问题

---

① 张自力. "健康的传播学"与"健康中的传播学"——试论健康传播学研究的两大分支领域［J］. 现代传播，2003（1）.

维度	健康的传播学	健康中的传播学
研究方法	传播学理论和方法（实证主义和批判学派并存）	传播学理论和方法（实证主义）

从"健康的传播学"和"健康中的传播学"角度考察健康传播学研究，不难发现，大量的研究集中在"健康中的传播学"范畴，而对"健康的传播学"的研究则很少。

2003年"非典"疫情暴发，健康问题开始引起大众关注，推动了我国健康传播研究。2006年起，卫生部新闻办公室与清华大学国际传播研究中心开始每年举办一届中国健康传播大会，有力地推动了我国健康传播研究的进程。近年来，我国的新闻传播学者陆续发表了以健康传播为研究议题的论文，分析艾滋病、吸烟、抑郁症、医患关系、突发公共卫生事件等不同议题中大众媒介在健康传播领域发挥的作用，弥补了"健康的传播学"研究的不足。在这个过程中，健康谣言，作为健康传播的一个重要分支，越来越受到重视。

二、健康谣言的概念变迁

（一）什么是谣言

谣言被认为是世界上最古老的传媒，它的历史几乎和人类口耳相传的历史一样漫长。但是至今，人们在谣言产生的动因及如何界定谣言这些问题上依然没有达成一致意见。国内外学者对于"谣言"一词的定义有所不同。国内学者对于"谣言"的定义主要集中于"缺乏根据""未经证实"等方面，《现代汉语词典（第

7 版)》中对"谣言"一词的解释是"没有事实根据的消息"。①
《辞海（第 7 版)》中对"谣言"的解释是"没有事实根据的传闻，捏造的消息"。②

传播学学者克罗斯（Chorus）提出一个谣言公式：$R = i \times a/c$，即谣言＝（事件的）重要性×（事件的）模糊性/大众批判能力。③ 谣言的能量有多大，既取决于真实信息的透明度，也取决于受众的判断水平。

中国互联网联合辟谣平台 2018 年 12 月发布的《网络谣言的界定和成因》④ 提出了几类对于"谣言"的定义。

（1）"虚假说"认为谣言就是虚假的消息。但是事实上，很多谣言并不一定是假的，事后也可能发现它是真的，所以这个概念有一定的局限性。

（2）"故意说"认为故意传播的就是谣言，这里涉及了谣言和流言的区别。在英文中，流言和谣言都是 Rumour 一词，但是在中文表达中，二者有一定的区别。有的学者认为，谣言是故意传播的，流言是非故意传播的，但实际上，很多谣言也是非故意传播的。所以，仅用"是否故意"来区分谣言和流言不是很妥当。二者可以从传播的强度和范围来加以区分，谣言传播的范围更广、强度更大，流言传播的范围要小一点，强度也没那么大。

（3）"未经证实说"认为没有经过证实，尤其是没有经过官方证实就传播的消息，就是谣言。但是官方不可能证实所有消

---

① 中国社会科学院语言研究所词典编辑室. 现代汉语词典 ［M］. 7 版. 北京：商务印书馆，2016.

② 辞海 ［M］. 7 版. 上海：上海辞书出版社，2020.

③ 奥尔波特. 谣言心理学 ［M］. 刘水平，梁元元，黄鹂，译. 沈阳：辽宁教育出版社，2003.

④ 中国互联网联合辟谣平台. 【辟谣课堂】网络谣言的界定和成因 ［N/OL］. 中国互联网联合辟谣平台，https://www. piyao. org. cn/2018 － 12/10/c_1210011419. htm，2018－12－10.

息，而且官方不仅可以证实，也存在证伪的情况，所以这个概念不全面。

（4）除了"虚假说""故意说""未经证实说"，《网络谣言的界定和成因》还提出了"即兴新闻""解释与评论说""神话说""都市说""反映与投射说""对抗说""不确定说"等关于谣言的定义。

（二）什么是健康谣言

健康谣言是谣言中的一小部分，主要是健康传播过程中产生，并在大众中引起不良后果的不良信息和不实信息。健康谣言一般存在于健康传播的过程中，即健康传播中的虚假健康信息和没有科学依据的不实健康信息。

目前国内外学界对于"健康谣言"尚无统一的定义。健康谣言是健康传播的一个重要分支，要深入了解健康谣言，就必须将谣言与健康传播的概念结合起来看。因此，本书对于健康谣言的定义为，虚假、不实或未经权威机构认证且不具备科学依据的一切涉及健康内容（包括医药、食品安全、养生健身等方面）的信息。

（三）健康传播的谣言与健康传播中的谣言

健康谣言一般可分为突发公共卫生事件、食品安全、保健养生、医疗卫生、医患关系等五个类别。这五个类别可以从两个范畴进行研究，即"健康传播的谣言"研究和"健康传播中的谣言"研究。前者多是传播学范畴的研究，侧重基础性研究，即健康谣言对人的影响；后者则是预防医学、社会学、管理学及健康传播学范畴的研究，更加侧重应用性研究，即医患传播与健康促进。

美国著名医学社会学家罗伯特·施特劳斯（Robert Strauss）早在医学社会学刚被接受成为独立学科时，就提出了著名的"两个范畴说"。他认为，可把医学社会学划分为两个研究范畴，即医学的社会学和医学中的社会学。① 这种划分方式尽管"不够精确"，但仍被学界广泛接受。按照这个理论，本书将健康谣言划分为"健康传播的谣言"与"健康传播中的谣言"两个研究范畴（表1-2）。在后文的论述中，将会运用"健康传播的谣言"和"健康传播中的谣言"的研究方法考察健康谣言，从传播学和预防医学两个方面对其进行研究。

表1-2　"健康传播的谣言"与"健康传播中的谣言"的比较

	健康传播的谣言	健康传播中的谣言
研究者	医疗健康领域之外的职业传播学者	医疗健康领域内的应用性传播学者
研究目的/取向	健康传播过程中媒介使用程度、谣言获取关系影响，谣言对人的信念、认知及行为的负面作用	普及健康理念过程中的错误认知，开展流行病学调查中的错误行为，医患传播与沟通障碍
研究对象	谣言	健康
研究方向	社会科学	自然科学
研究动力	传播学问题	预防医学问题
研究性质	偏重于基础性研究	偏重于应用性研究
研究方法	传播学理论和方法	预防医学、社会学、管理学、健康传播学理论和方法

邵培仁在《媒介恐慌论与媒介恐怖论的兴起、演变及理性抉择》中指出："媒介恐慌论是指媒介在对社会恐慌事件进行大规模报道的过程中会导致产生新的、更多的恐慌现象或恐慌心理的媒

---

① 沃林斯基. 健康社会学 [M]. 孙牧虹，等译. 北京：社会科学文献出版社，1999.

介理论或受众理论。"① 通过对国家社科基金项目及其项目成果的
检索可以发现，突发公共卫生事件中的网络谣言传播与风险防控
研究类的项目及成果数量逐年增加，"健康传播的谣言"研究尤为
显著。通过对国家自然科学基金的项目及其项目成果的检索发现，
"健康传播中的谣言"研究则相对较少。

"健康传播的谣言"指的是以谣言为主的健康信息，主要研
究对象是谣言，从传播学的角度，运用传播学的理论和方法考察
患者与健康谣言有关的心理、认知、观念和行为。这一类研究应
由医疗健康领域之外的职业传播学者来进行。"健康传播的谣言"
的研究主要集中于三个类别：第一类是对健康谣言的内容特征分
析，第二类是健康谣言的传播动机研究，第三类是健康谣言的辟
除与治理研究。"健康传播中的谣言"研究则指以健康为主的谣
言信息，主要研究对象是健康。其研究是在维护和促进健康传播
的过程中，发现"健康传播的谣言"带来的不良信息和谣言引起
的医患沟通不畅、医患关系恶化，甚至导致医患传播受阻的语言
或行为。换句话说，就是运用预防医学、管理学及健康传播学理
论和方法理解、解释或辟除健康谣言的相关应用性研究。研究者
应为在医疗健康领域内工作的应用性传播学者。从预防医学、管
理学、健康传播学的角度讲，"健康传播中的谣言"的研究主要
集中于三个类别：第一类是互联网医疗带来复杂的医患关系，医
患沟通中的误解误读；第二类是医患传播中的谣言影响患者就医
行为，需要医生进行释疑；第三类是对患者对健康谣言的认知现
状的调查等。

---

① 邵培仁. 媒介恐慌论与媒介恐怖论的兴起、演变及理性抉择 [J]. 现代传播
(中国传媒大学学报)，2007 (4).

第二节　健康谣言的成因

"很多人看了新闻，往往觉得自己懂了，其实很多是以偏概全。"2017年中国疾病预防控制中心流行病学专家曾光提出，健康谣言多与健康、疾病、死亡挂钩，更容易引起民众恐慌从而形成大量传播，只有了解谣言的形成机制才能将其逐个击破。[①]

李雅洁等在《健康教育与健康促进》杂志上发表《医学生对健康谣言的认知现状调查》一文，探讨了医学生对健康知识的掌握程度、对健康谣言的甄别能力。该文章以河北医科大学在读医学生为主要研究对象，对其进行问卷调查。问卷共设置16道与健康谣言相关的问题。回收有效问卷670份，16道问题中谣言辨识率最高的为61.94%，最低的为14.48%（表1-3）。研究对象中仅有20.48%可以正确辨识10道及以上。从调查结果看，医学生对健康谣言的辨识能力总体偏低。除预防医学类专业学生对健康谣言的辨识率可达到33.3%外，其他专业学生介于12.50%~25.00%。对待谣言的态度方面，62.22%的研究对象表示当自己确信一条健康信息属于健康谣言时，会提醒他人关注信息的真实性；12.30%的研究对象会主动查询相关资料，对信息进行验证，当确认其为健康谣言时会举报该信息；23.11%的研究对象表示会对这些信息置之不理；2.37%的研究对象会不辨真假直接将信息转发给他人。[②]从该调查可知：我国人民在甄

---

① 蒋涵. 涉医谣言成威胁大众健康隐患：有的受商业力量误导 [N/OL]. 工人日报, http://www.rmzxb.com.cn/c/2017-04-18/1487926.shtml, 2017-4-18.

② 李雅洁, 刘倩, 胡晓彤, 等. 医学生对健康谣言的认知现状调查 [J]. 健康教育与健康促进, 2021, 16 (4).

别并自觉抵制健康谣言方面的能力整体偏低，需专业人士积极参
与健康知识普及。

表1-3 医学生对健康谣言的辨识情况①

题目	正确辨识人数	辨识率（%）
指甲上的月牙是人体健康的"晴雨表"吗？	415	61.94
左撇子是否更聪明？	401	59.85
常吃苏打饼干能否治胃病？	379	56.57
被鱼刺卡住是否要喝醋？	364	54.33
鸡汤是否比鸡肉更有营养？	343	51.19
大蒜是否可以防癌？	321	47.91
喝酒后适量饮浓茶能否解酒？	309	46.12
隐形眼镜遇高温是否会融化？	302	45.07
把屏幕调成绿色能否护眼？	267	39.85
饭菜是否要等凉了再放冰箱？	266	39.70
痛风患者能否食用豆制品？	241	35.97
暴晒后的瓶装水是否能喝？	221	32.99
烫伤后抹牙膏是否有效？	193	28.81
流眼泪能否排出体内的毒素？	174	25.97
吃羊肉能否解决手脚冰凉等问题？	119	17.76
睡前喝杯牛奶有助于睡眠吗？	97	14.48

具有一定医学专业知识的在校医学生对健康谣言的认知现
状，折射出了解健康谣言成因的重要性。我们应从个人、社会、
制度政策三层面了解健康谣言的成因，更好地提升大众对健康谣

---

① 李雅洁，刘倩，胡晓彤，等. 医学生对健康谣言的认知现状调查 [J]. 健康
教育与健康促进，2021，16 (4).

言的辨识能力，最终达到辟除健康谣言的目的。

一、个人层面

医疗健康类的信息相对来说属于非常知识化的信息，必须经过阐释才能被大家理解。正因为这样，健康谣言才更易被传播、被接受。造成这一现象的原因，主要包括个人的情感和认知因素、知识和健康素养水平因素、信息和传播行为因素及媒介素养因素。

（一）情感和认知因素

谣言是一个意义建构的过程。尼古拉斯·迪方佐（Nicholas DiFonzo）和普拉桑特·波迪亚（Prashant Bordia）在《谣言心理学：人们为何相信谣言，以及如何控制谣言》一书中给出了谣言的定义："正在传播中的未经证实且具有工具性意义的信息陈述，这些信息出现在模糊、危险或有潜在威胁的环境中，其功能是帮助人们理解和管理风险。"[①]

突发公共卫生事件本身具有极大的不确定性，而不确定性本身就容易导致大众产生怀疑态度，产生失控和焦虑的情绪。在事情本身的不确定、事情未来发展方向的不确定性、社会公共环境的不稳定性，以及政府处置中的模糊性等因素的作用下，谣言为事情"合理化"提供了方便。这也许就是每次有流感疫情暴发时，超市里的盐都被一抢而空的原因。人们在面对不确定性时，内心非常需要一个具体解决方案、一个支撑点，尽管那可能是虚假的消息。

---

① 尼古拉斯·迪方佐，普拉桑特·波迪亚. 谣言心理学：人们为何相信谣言，以及如何控制谣言 [M]. 何凌南，赖凯声，译. 北京：机械工业出版社，2021.

（二）知识和健康素养水平因素

大众科学知识的欠缺，为谣言提供了可乘之机。中国互联网联合辟谣平台在谣言监测过程中发现，很多谣言都打着"科学"的旗号，利用大众科学知识的欠缺、盲目崇拜科学等不足，广泛地在网络社区传播。从《医学生对健康谣言的认知现状调查》一文看，教育系统对健康知识的教育与普及依旧存在缺乏、不全面的状况，就连医学专业的学生也出现了较多对健康问题的误解或错误推断，大众整体知识和健康素养水平则更是可想而知。

1970 年，美国传播学家蒂奇诺（Tichenor）等在一系列实证研究的基础上，提出了"知沟理论"（Knowledge Gap Theory）：由于社会经济地位高者通常能比社会经济地位低者更快地获得信息，因此，大众媒介传送的信息越多，这两者之间的知识鸿沟也就越有扩大的趋势。这个理论也说明个人的知识和健康素养水平对辨别谣言具有十分重要的作用。

（三）信息和传播行为因素

第 51 次《中国互联网络发展状况统计报告》显示，截至 2022 年 12 月，我国网民规模达 10.67 亿，较 2021 年 12 月增长 3549 万，互联网普及率达 75.6％。[①] 随着网络技术不断更迭、互联网普及率的提升，网络信息传播成为人们日常生活中不可或缺的一部分。网络谣言源于社会舆情，产自网络舆情，是一种畸变的、负向的网络言论。网络谣言在互联网海量的信息中不断重复，悄然影响大众认知，使大众形成根深蒂固的负面印象。

---

① 中国互联网络信息中心. 第 51 次中国互联网络发展状况统计报告［N/OL］. 中国互联网络信息中心, https://www. cnnic. net. cn/n4/2023/0303/c88－10757. html, 2023－3－2.

普通网民往往根据个人喜好和电子设备使用习惯迅速完成信息认定。有人喜欢获取信息后一键转发，有人喜欢先核实并确认信息。不加判断地转发，极易成为不良信息及谣言传播的"帮凶"。核查后再做出是否转发决定的方式，则会出现强化观点后发表言论或者弱化观点后转为沉默两种情况。第一种情况：核查后坚信观点正确，即强化既有观点，若观点为真则传播真实信息；反之则传播谣言。第二种情况：在核查后发现观点错误直接转为沉默不再转发 。[①]

（四）媒介素养因素

媒介素养是正确地、建设性地享用大众媒介资源的能力，能够充分利用媒介资源完善自我、参与社会进步的能力，其内容主要包括受众利用媒介资源的动机、使用媒介资源的方式方法与态度、利用媒介资源的有效程度及对大众媒介的批判能力等。媒介素养的培养能端正大众对待网络媒介的态度，有效增强大众对信息的认知能力，减少网络谣言的传播。

实际上，网络上很多谣言都是披着外衣的"纸老虎"，只要大众具备基本的媒介素养，从信息源、发布平台、内容准确度等方面进行分析，基本可以识别大多数的网络谣言。这种基本的媒介素养对于信息发布者和信息接收者都是十分重要的。

二、社会层面

谣言是一种长期存在的社会现象，最初产生和流传于现实社会，随着互联网技术的发展，谣言开始在网络和现实社会同时迅

---

① 中国互联网联合辟谣平台. 涉疫情谣言，你跟转发了吗？［N/OL］. 中国互联网联合辟谣平台，https://www.piyao.org.cn/2021-12/07/c_1211476613.htm，2021-12-7.

猛传播。网络谣言不仅破坏了正常的网络生态，更通过与现实社会的相互作用，扰乱和破坏了现实社会的正常秩序。可以说，网络谣言会引起社会管理、政府管理、信息管理、社会心理等多领域的混乱。

（一）现实社会与网络谣言

谣言由特定的时间、事件、人物或者社会背景所驱动。谣言所依托的载体本身的社会影响力、被关注度、敏感度、持续性等成为影响谣言传播强弱、是否起到预期效果的重要因素。同时，在社会交往中，谣言的内容、形态、表达方式及与大众心理的契合度等，是决定谣言的社会影响力、生存周期及传播范围的因素。其中，谣言内容的重要程度、煽动性、与大众心理的契合度等，又决定着谣言的影响程度。

网络谣言也会引发现实社会中人们的关注。网络上的点击、围观，网站的传播与转载，网民的评论、对内容的补充等，使网络成为"下传上达"的渠道。正因如此，很多人希望通过网络让自己的声音放大，并得到"重视"。在日本福岛核电站核泄漏事件中，就有人通过网络传播"吃碘盐能防辐射"的谣言，致使大量民众在现实社会中大量购买碘盐。在这一过程中，人们从网络上了解到谣言后到现实社会中进行传播，导致网络和现实社会中同时发生谣言的传播并产生"聚集"效应。可见，网络谣言来源于现实社会，又反作用于现实社会秩序，二者的相互作用使现实社会秩序陷入"无序"。

（二）社会行为与信息不确定性

网络信息本身就容易出现不确定传播的态势。随着信息发布门槛的降低，信息发布（转发）主体更趋多元。每个信息发布（转发）主体，都可以按照自己的兴趣点和对信息的个人理解，对信息进行再加工，或者变换题目吸引眼球，或者转换概念增添内容。在这个过程中，转来转去的信息与最初的信息已经大为不同。而与信息内容不断失真相反，网络信息的核实成本却较高，大众没有时间或没有意愿去核实信息的真实性。在遇到突发公共卫生事件时，大众只能根据自己的生活经验对网络信息进行判断。这种基于生活经验做出的信息解读和行为选择，往往会加剧信息不确定传播的程度。

网络信息的不确定性基于网络认同和网络群组，在传播过程中容易出现信息内容流变，造成网络信息进一步失真。网络信息不确定性现象的形成往往出现在网民主体未能全面了解事件信息的情况下，有意或者凭借直觉发布并传播信息。后续获知信息的传播者往往根据自己的理解评论、转发信息，随着信息在互联网上的进一步传播，事件信息的各种版本进一步呈现于网络空间，网民基于自己的生活经验对网络信息反映的问题形成了新的认知，相应地对该信息的评论随之变化，进而导致信息的内容发生变化。

（三）商业利益与不良竞争

2023 年 5 月，上海市普陀区市场监管局对某平台上一家母婴专营店销售的一款进口羊脂乳头霜进行查处，该产品宣称适合哺乳期女性使用，是"食用级羊脂膏""宝宝可以吃的羊脂膏"。温州相关部门也就一款号称"防蛀可吞咽"的"食品级"儿童牙膏作出处罚。为了让化妆品在一定时间内保持性状稳定、不腐败、不变质，生产者或多或少会添加乳化剂、增稠剂、防腐剂等化学添加剂，无化学添加剂的纯天然化妆品并不存在，"食品级"化妆品是伪概念，所以食品药品监督管理部门多次明确表示：根本不存在"食品级"化妆品。商家打出"食品级"的招牌，是为了替代"纯天然""无添加"等早已被禁用的违法违规宣传口号，以标榜产品的安全性和高质量。商家投机取巧、自创"食品级"化妆品的营销噱头来吸引顾客，打的是法律的擦边球，暗示消费者"能吃进嘴里的，用在身上更没问题"，普通的化妆品被商家贴上"可食用"的标签后，不仅价格上涨，还可能带来更大的销量。

除此之外，网上不少打着"农科院"等科研院所研发或推荐旗号的食品走红，它们有的宣称健康有机，有的宣传可以降脂减肥，有的还成为大型电商平台细分专区的畅销"顶流"。但检测发现，一部分所谓科研食品的营养成分实测值明显低于标签标示值。不少农科院等研究机构也一再宣称，与生产企业并没有任何关系，所谓的"农科院美食"也是虚假宣传。面对错综复杂的市场信息，消费者要辨明产品真实情况会面临许多困难。想要破除"农科院美食"的虚假宣传，需要相关部门明确此类虚假宣传适用的法律法规，明确对违规者的处罚标准。

三、制度政策层面

绝大多数人认为，互联网是个自由的空间，可以随心所欲地发表自己的观点，而不受法律和政策的规约。近几年，互联网医疗成为大众治病的一个重要渠道。"一对一"的医患关系发生了变化，形成了"一对多""多对多"的医患关系。患者根据自己的病情"主动"选择信息的方式，加大了患者治病风险，也在无形中增加了医患矛盾，产生了严重的社会问题。随着政府加强对网络谣言的治理工作，相关政策也在逐年完善。

（一）法律法规与政策宣传不到位

健康谣言披着"科学养生""心灵鸡汤""声张正义"的外衣，使许多人特别是老年人深信不疑，并借助互联网平台大肆传播，造成许多潜在的社会问题。这些问题在互联网上反复出现的原因还在于法律法规与政策宣传不到位。

《中华人民共和国宪法》第三十五条规定，中华人民共和国公民有言论、出版、集会、结社、游行、示威的自由。《中华人民共和国宪法》在规定公民言论自由的同时，也划定了公民行使言论自由的法律边界，第三十八条、第四十一条、第五十一条分别规定：禁止用任何方法对公民进行侮辱、诽谤和诬告陷害；中华人民共和国公民对于任何国家机关和国家工作人员，有提出批评和建议的权利；对于任何国家机关和国家工作人员的违法失职行为，有向有关国家机关提出申诉、控告或者检举的权利，但是不得捏造或者歪曲事实进行诬告陷害；中华人民共和国公民在行使自由和权利的时候，不得损害国家的、社会的、集体的利益和其他公民的合法的自由和权利。这些规定提供了对谣言进行规制的宪法依据。

但目前大众对相关法律法规和政策的知晓率较低，例如恶意剪辑短视频最直接的后果就是侵犯公民的肖像权（《中华人民共和国民法典》第一千零一十九条）。例如，造谣者利用短视频时长较短、不易发觉细节的特点实施"换头术"，给公众人物换脸，或丑化某个公众人物。这种行为最直接的后果是侵犯了该公众人物的肖像权，如果丑化或者抹黑的负面影响达到了一定程度，还会给该公众人物的名誉权和荣誉权造成侵害。受害人在发现网络谣言时，可借助法律途径快速切断谣言传播，及时制止造谣、传谣的违法行为，防止发生难以弥补的损害。

（二）媒体环境不佳与"把关人"缺失

2016年10月30日，北方某电视台报道，一女子剖宫产后，肚子一直疼了两个月，记者介入调查后得知，原来在她生产时，医生将一块纱布"忘"在她肚子里了。后经中央电视台《东方时空》节目组调查核实，遗留纱布是当时抢救所需，并非医生疏忽遗忘。通过病程记录单上的签名可以证实，产妇家属对此是知情的，只是为了索要赔偿金，在某电视台记者采访时假装不知道而已。① 在医患关系本来就紧张的当下，对如此敏感的事情，媒体理应充当医患之间的沟通桥梁，而不是"火上浇油"。

"把关人"（gatekeeper）是指在大众媒介中可以决定什么性质的信息可以被传播、传播多少和怎样传播的人或机构。对于新闻传播而言，"把关人"包括从事新闻选题策划、采集写作、编辑制作和播出发布等工作的人员，也包括报社、电台、电视台和网站等具有新闻发布和控制功能的决策机构。他们处于新闻传播的各环节，具有对信源信息进行甄别、筛选，决定其是否进入大众媒介渠道，以及以什么方式进入、什么时候进入等权力，同时还具有对所传播的信息进行加工、评价、导向等方面的功能。由于商业化网站和自媒体等新兴媒体的迅猛发展，逐渐削弱了传统媒体的"把关人"功能，特别是自媒体的扎堆出现，更将传播者和受众之间的界限模糊化，导致新闻"把关人"角色缺失，使各种虚假、失实信息屡屡得以发酵，惊天大逆转的新闻层出不穷。虽然大多事件真相最终都水落石出，但对当事人造成的心理创伤、对社会带来的负面影响，却是难以轻易抚平和消除的。

（三）社会医疗体系建设

社会医疗体系的建立健全有效满足了大众的看病需求。公立医院和商业医院之间的平衡、社会保险与商业保险之间的平衡等，都对社会稳定有所影响。2023 年 6 月举办的第六届中国多层次医疗保障体系创新高峰论坛上，银保监会原副主席周延礼表示，我国多层次医疗保障体系建设已经取得显著效果，但还存在

---

① 陈超平. 新媒介生态下新闻"把关人"的积极意义与实践创新［J］. 南方电视学刊，2017（1）.

一些风险和挑战。目前，我国还有5％的人口没有纳入医疗保障体系，要应纳尽纳，积极提升保障水平和扩大覆盖面，进一步健全多层次社会保障体系，促进多层次医疗保障有序衔接。[①]

互联网加速了社会医疗体系的转变，传统线下医疗和互联网医疗之间也存在各种问题，大众参与让这些问题更加突出。加大科普力度，提升全民认知和健康素养水平，才能让健康谣言不攻自破。

第三节　各类健康谣言概述

媒体技术的发展、大众媒介参与方式的变迁，模糊了信息传播者与接受者的身份，使信息分享与交流更加迅速。信息内容"把关人"的缺失，使信息不对称问题日益加剧，让健康宣教、健康传播的发展困难重重。也正是因此，健康谣言辟除工作逐渐受到政府、媒体、医疗垂直行业的关注。

一、突发公共卫生事件类谣言

国际性的突发公共卫生事件易导致社会恐慌，继而引起一系列连锁反应。2011年日本地震引发的核电站泄漏事故备受关注，有谣言称食用碘盐可以防辐射，使我国多地出现群众抢购碘盐现象。2013年H7N9型禽流感疫情事件中，有网络谣言称"患者病情是由于个人饮食问题，经专家确认其食入的泡椒凤爪中含有大量H7N9型禽流感病毒"。网络谣言在突发公共卫生事件中的反复出现，造成了社会恐慌，妨碍了公共卫生事件的处置，甚至

---

① 肖扬. 医保支付改革进入倒计时　保险机构推动"医＋药＋险"融合发展适应新变化［N］. 金融时报，2023-06-14（11）.

24

导致经济秩序和社会生活的混乱。此类事件中产生的健康谣言容易出现"反沉默螺旋"现象，其最大的特征就是"反转"。"反转"源于大众的负面情绪、政府真实消息发布滞后、信息沟通渠道较少等与大众获取信息的需要之间的矛盾，而这个矛盾直接导致谣言的传播。针对这一现象，笔者总结出"滋生—扩散—暴发—消减—反转—衰弱"六阶段传播模型。

二、饮食与营养类谣言

人们很早便察觉饮食与健康、饮食与疾病之间的关系，我国自古就有"民以食为天"的说法。饮食是维持人体生命活动的基础。从整体看，饮食与营养类谣言主要分为两类：一类是农业领域的谣言，如"草莓是水果中的百毒之首""草莓含大量农药能毒死人""草莓是最脏的水果""草莓吃了会得出血热""草莓被打激素、被染色"等有关草莓的谣言，反复在网络上传播。作为农产品的草莓，其成熟收获期是有限的，采摘后的保质期更短。此时谣言的出现，再加上持续 1~2 周甚至更长时间的影响，可能会对草莓销售造成很大影响。再如"柑橘里面有蛆""香蕉致癌"等谣言，对于农产品会产生很大的负面影响。农产品的抗风险能力是比较差的，农户很容易受到农业领域谣言的冲击，遭受巨大损失，引发市场波动。另一类是商业"互黑"行为产生的谣言。最典型的例子如"进口的奶粉就是好"。很长一段时间，由于国内的乳制品行业发展相对比较落后，人们便有了这样的观念。实际上，我国对食品的监管力度很严。酒是越陈越香，谣言越"陈"也越厉害。因为它沉淀在网络上，不断地变化，会有很多"变种"。饮食与营养类谣言可能需要运用一些技术手段进行屏蔽，以清除信息污染。

三、药品与保健养生类谣言

随着生活水平的不断提高，人们对药品与保健养生的关注度也不断提升，近年有关药品使用、健康养生等方面的谣言也以各种形式频频现身，这些似是而非的不实信息背离科学、远离真相，长期迷惑和误导人们，甚至还对许多人造成健康伤害。例如，"针对心血管疾病，保健品比药品安全、效果好"，但实际上大多数保健品并不能降低人罹患心血管疾病的风险，盲目食用甚至还会造成伤害，更不用说取代治疗心血管疾病的药品了。再如，"儿童需要服用药品提高免疫力"，实际上没有一种药品或保健品被明确证实可以提升儿童的免疫力，而充足的睡眠、均衡的饮食、合理运动、不滥用抗生素、按时接种疫苗等对于提升儿童免疫力更靠谱。偷换概念、混淆视听、旧闻翻炒等药品与保健养生类谣言，严重扰乱了大众的消费判断。对药品与保健养生领域的信息质量维护，需要相关科普随时更新，及时回应网络热点问题，澄清药品与保健养生类谣言，准确传递权威信息，有力地压缩药品与保健养生类谣言的生存空间。

四、疾病治疗与预防类谣言

我国 2021 年约有 1.9 亿老年人患有慢性病，如心脑血管疾病、糖尿病、慢性呼吸系统疾病等，我国约 75％的 60 岁及以上老年人患有一种或多种慢性病，43％有多病共存（两种及以上）。[①] 鉴于此，疾病治疗和预防类的知识，成为老年人关注的话题。2017 年，一篇名为《科学发现蒲公英根可在 48 小时内杀死 98％癌细胞》的文章在网络上传播，文章称有研究证明，蒲

---

① 促进老年健康，从疾病预防开始［N/OL］. 新华网，http://www.
xinhuanet. com/video/2022－07/27/c _ 1211670962. htm，2022－7－27.

公英根提取物在 48 小时内就会对癌细胞起到消杀作用，而且能够对抗多种癌细胞，因此鼓励人们通过吃蒲公英或者用蒲公英泡茶来预防各种疾病。当时，很多老年人认为蒲公英算中药的一种，按照"宁可信其有不可信其无"的观念，觉得喝喝也不碍事。实际上，确实有加拿大学者研究认为蒲公英根提取物对治疗人类癌症有效果，但负责这个项目的加拿大温莎大学首席科学家斯雅尔安·潘迪教授说，这种效果目前只在体外实验或动物实验中实现，人体临床试验正在做，目前进展缓慢。说蒲公英抗癌并不准确，而且它是否对人体有疗效，以及是否存在其他副作用还需要更多观察和研究。2021 年 2 月，一条名为《有社保的朋友注意了，慢性病可以门诊报销了》的短视频在一些短视频平台上流传。社保几乎人人有，而"慢性病""报销"等关键词又是老年人最关心的话题，这条短视频一度在多个社交圈中热传。视频中罗列了高血压、糖尿病等老年人常见的疾病，还通过"社保有一个隐藏的小福利，很多人不知道，如果用对了，能帮你省 10 万""如果你不主动去问，工作人员一般也不会告诉你，要是不知道，那就白花了冤枉钱"等诱人的话术来吸引流量。实际上，不同医保报销比例不同，并不存在视频所说的"小福利"。

五、医患传播与沟通类谣言

《健康时报》的一则文字展示了这样一则医患沟通事件。一位就诊的门诊患者一再询问医生为何给她开钙片。医生耐心解释："体内激素分布改变会导致钙流失。"患者皱着眉头，似懂非懂。稍后，患者直接说了句："医生，电视上专家都说了，不能瞎补钙啊！"信息不对称问题一直是横亘在医患间的"顽疾"。在畅通沟通渠道、尽量延长沟通时间的同时，更需要打破存在于医患间的隐性沟通障碍，只有医患双方共同努力，才能从认知源头上打破这种不信任，让沟通顺畅。有效的医患沟通不仅是关于病情的沟通，更是人与人之间的沟通。而在过往，那些缺乏温度、缺乏换位、"走过场"的沟通让医患双方均感到疲惫，加速着医患关系的"被紧张"。① 2014 年 6 月，一则有关北京某医院妇产科医生李芊的消息在微信和微博上被大量转发，消息称她因在火车上帮一位孕妇接生，而惹上纠纷，被家属告到了法院，并因非法行医罪被判赔家属近 1.5 万元。后经记者求证，"李芊医生"查无此人，"非法行医"判决纯属谣言。其实，医生在患者危急时刻的"救不救"，和普通人在老人倒地时的"扶不扶"一样，都关系到社会道德问题。在"扶不扶"被广泛讨论的语境下，虚构一个"医生救人反被讹"的悲情故事，将加剧救人者与被救者之间的对立，撕裂社会诚信，使更多人在面临同样情形时，"有理由"选择避开。②

---

① 施琳玲. 医患沟通的那些尴尬事儿 [EB/OL]. 健康时报，http://www. jksb. com. cn/newspaper/Html/2015－09－07/27014. html，2015－9－7.
② 谣言伤害的不止是医患关系 [EB/OL]. 湖南日报，https://hnrb. voc. com. cn/hnrb_ epaper/html/2014－07－01/content _ 849389. htm?div=－1，2014－7－1.

第二章 改革开放以来我国医疗卫生事业的发展脉络

章节目标

· 掌握我国医疗卫生事业的发展脉络。

· 了解我国医疗卫生事业发展过程中的医患关系转变。

章节导论

改革开放以来，我国医疗卫生事业取得了显著成就，覆盖城乡的医疗卫生服务体系基本形成、疾病防治能力不断增强、医疗保险覆盖人口逐步扩大、卫生技术水平迅速提高，人民群众的健康水平明显改善，主要健康指标处于发展中国家前列。同时，我们也应该看到，当前我国医疗卫生事业发展水平与人民群众的健康需求及经济社会协调发展要求不适应的矛盾还比较突出。目前还存在城乡和区域医疗卫生事业发展不平衡，资源配置不合理，公共卫生和农村医疗卫生、社区医疗卫生工作比较薄弱，医疗保障制度不健全，药品生产流通秩序不规范，医院管理体制和运行机制不完善，卫生投入不足，医药费用上涨过快、个人负担过重等问题。对此，人民群众反映强烈。①这些突出的问题背后，有着极其复杂的医患关系。

---

① 中共中央 国务院. 关于深化医药卫生体制改革的意见 [S]. 2009.

本章总结概括了改革开放以来我国医疗卫生事业发展的政策背景及医疗卫生事业的发展脉络，帮助读者从医疗卫生事业发展的角度，了解其变化，接受更多健康类知识。

2014 年，国家卫生计生委法制司副司长赵宁表示，基本医疗卫生法是卫生领域的基础性法律，将推动加快其立法步伐。[①] 健康是促进人的全面发展的必然要求，是经济社会发展的基础条件。实现国民健康长寿，是国家富强、民族振兴的重要标志，也是全国各族人民的共同愿望。2016 年，中共中央、国务院印发的《"健康中国 2030"规划纲要》提出"共建共享、全民健康"，是建设"健康中国"的战略主题，其核心是以人民健康为中心。2017 年，国务院办公厅印发的《关于建立现代医院管理制度的指导意见》指出，现代医院管理制度是中国特色基本医疗卫生制度的重要组成部分。建立现代医院管理制度，要坚持以人民健康为中心，坚持公立医院的公益性，坚持政事分开、管办分开，坚持分类指导，鼓励探索创新，把社会效益放在首位，实行所有权与经营权分离，实现医院治理体系和管理能力现代化。[②] 2022 年，全国医改工作电视电话会议召开，李克强同志批示指出，要通过持续深化医改，推动从以治病为中心向以人民健康为中心转变，着力解决看病难、看病贵问题，不断提高基本医疗卫生服务的公平性、可及性，建成全世界最大、覆盖全民的基本医疗保障网。[③]

---

① 胡浩. 卫生计生委：将推动基本医疗卫生法尽快立法 [EB/OL]. 新华社，http://www. jksb. com. cn/index. php? a = show&catid = 53&id = 433&m = wap，2014—11—5.

② 国务院办公厅. 关于建立现代医院管理制度的指导意见 [S]. 2017.

③ 刘笑冬. 李克强对 2022 年全国医改工作电视电话会议作出重要批示强调 减轻群众就医负担 积极回应人民期盼 推进医改取得更大成效 [EB/OL]. 新华社，http://www. news. cn/politics/2022—07/14/c_1128832798. htm，2022—7—14.

医疗改革力度的加大，推动医患沟通方式转变，共享决策模式得到广泛关注和推崇。这种模式下，医生和患者作为合作伙伴，共同制订治疗计划。医生提供专业知识和建议，而患者则分享他们的价值观、偏好和生活情况等，更好地配合治疗计划。与此同时，科技发展为医患沟通带来了新的机遇和挑战。电子健康记录系统、远程医疗、健康 App 等工具为医生和患者提供了更多的交流途径，同时也需要医生和患者适应新的沟通方式和技巧。

改革开放以来我国医疗卫生事业发展大致可分为以下几个阶段。

一、积极探索阶段（1978—1996 年）

新中国成立初期，医疗条件落后，直接导致看病难、治病难、突发事件解决难等问题。为了满足当时医疗卫生事业的发展需求，"赤脚医生"的角色出现。1979 年，我国出版了两套供南方、北方农村使用的《赤脚医生教材》。不少省、市、县还根据当地疾病的特点，自编讲义、教材，对遍布在辽阔农村的 180 多万赤脚医生加紧培训并进行技术考核，建立赤脚医生档案，不断提高他们的医疗水平。1985 年起，凡是通过考试、达到中等卫校毕业生水平的赤脚医生将成为乡村医生，达不到的则成为卫生员。卫生部决定不再使用"赤脚医生"的名称称呼农村地区卫生人员。

1985 年，国务院批转的卫生部《关于卫生工作改革若干政策问题的报告》指出，卫生工作必须进行改革，放宽政策，简政放权，多方集资，把卫生事业办好。政策明确了八个问题：一是发展全民所有制的卫生机构，实行中央办、地方办和部门办同时并举的方针。鼓励工交企业和其他部门建立卫生机构，并向社会开放。二是扩大全民所有制卫生机构的自主权。各级卫生机构要实行院、所、站长负责制，院、所、站长由上一级任命，或民主推荐报上级批准，并实行任期制。不胜任工作的，可以调换。其他干部实行聘任制，工人实行合同制。院、所、站长有权对职工进行奖惩、解聘和辞退；有权根据需要，在定额编制范围内从院外招聘医护人员。职工也有权按合同辞聘。同时，要逐步建立健全各项民主管理制度。三是鼓励和支持集体经济组织、城镇和街道组织健全医疗卫生设施，鼓励民主党派、群众团体办卫生机构，鼓励离退休医护人员集资办卫生机构。卫生技术人员富余的单位，根据不同情况，可以允许部分医护人员离职办卫生机构。四是积极组织和支持经过考核、合乎条件的闲散医护人员（包括民族医、草药医和对医药确有一技之长的人员）和离休退休退职医护人员个体开业行医，坐堂看病，办医院，办接生站，开展特别护理以及检验、放射、卫生保健咨询等服务工作。五是鼓励在职医护人员应聘到附近农村、街道卫生院、门诊部、卫生学校兼职、任教、当技术顾问；允许医生、护士、助产士等在完成定额工作量的前提下，利用业余时间看病、接生、护理患者或从事其他医疗卫生服务工作。业余服务的收入归个人，使用公家设备获得的收入实行分成。六是农村卫生机构可以由集体经济组织办，也可以承包给乡村医生和卫生员集体办；可以扶持乡村医生或卫生员自己办，也可以由卫生院下村设点；可以办卫生所，办联合诊所，也可以个人开业。七是继续搞好农村医疗卫生工作的改革，要把县和乡镇的医疗卫生机构办好，支持集体、个体办医疗卫生机构，方便农民就医。八是目前的医疗收费标准过低，要对现行不合理的收费制度逐步进行改革。

我国农村经济体制的改革，不仅显著提高了农民的生活水平，同时也改变了农民的健康状况及其医疗需求，使我国农村卫生工作出现了四大变化。

一是医学模式的转变，主要标志是农村传染病和地方病的发病率显著下降，不少地方实现基本控制和接近消灭传染病和地方病，而冠心病、脑血管疾病、恶性肿瘤和其他社会－心理因素所致的疾病发病率上升。

二是农村人口结构发生了改变，老年人口比重上升，独生子女人数增加，向社会提出了老年人和儿童医疗保健工作的新课题。

三是农村产业结构的变化，将环境卫生、劳动保护、职业病防治提上重要日程。

四是农村居民的医疗需求向多层次、高质量的方向转变，要求做到早期诊断、合理治疗、及时康复、无病预防和自我保健等，当前的农村卫生机构和人才队伍已不能适应形势发展的需要。

经过这一阶段的改革发展，我国办医主体发生了深刻变化，逐步形成了以公有制为主体，多种渠道、多种形式办医的新格局。通过"放权让利、扩大自主权和分配制度改革"，调动了医护人员的积极性，服务供给大幅度增加，缓解了"看病难、住院难、手术难"等突出矛盾。同时，也出现了一些新的问题，主要是城乡发展不协调，医疗机构创收动力趋强，农村合作医疗解体，公费医疗和劳保医疗筹资不足，政府卫生投入比重下降，居民的医疗费用快速上升。

二、促进发展阶段（1997—2002 年）

1996 年 12 月，全国卫生工作会议在北京举行。这次会议是新中国成立以来由党中央、国务院召开的第一次全国卫生工作会议。会议的任务是：总结新中国成立以来特别是改革开放以来卫生工作的成绩和经验，明确新时期卫生工作的奋斗目标和工作方针，讨论《中共中央 国务院关于卫生改革与发展的决定》，全面落实《国民经济和社会发展"九五"计划和 2010 年远景目标纲要》提出的卫生工作任务。新中国成立以来，我国的医疗卫生事业取得了巨大的成绩。全国已建立起比较完整的城乡卫生服务网，兴办了一大批卫生机构，各级医院和医疗单位遍布全国，已经建立了一支为数可观的卫生技术人员队伍，培养了一批具有较高水平的医疗和医药专家，在发展我国医疗卫生事业方面做了大量工作，取得了令人瞩目的成绩，我国人民的健康水平有了大幅度的提高。但卫生工作尚未得到全社会的足够重视，医疗卫生事业的发展与经济建设和社会进步还不相适应。这表现在，一方面，农村卫生和预防保健工作比较薄弱，医疗设施不健全，服务水平低，几种传染病和地方病在一些地方尚未得到全面控制；随着人口老龄化，生态环境的不良影响，卫生工作又出现了一系列新的热点和难点。另一方面，卫生改革滞后于经济体制改革，医疗保障制度不健全。在卫生投入不足的情况下，同时也存在着卫生资源浪费和医药费用不合理的现象；卫生服务质量和医德医风评价在一些地区和医疗单位有所下降，引起人民群众的不满。我们必须正视这些困难和问题，并通过不断深化改革和加强管理来加以解决，围绕医疗卫生事业发展中的深层次矛盾，积极地推进改革，是发展医疗卫生事业的动力。

卫生改革的基本思路：既要适应社会主义市场经济体制，又要遵循卫生事业的自身规律，以提高人民健康水平为根本目的，充分调动各方面的积极性，建立多种形式的医疗保障制度，形成高效率、低消耗、富有活力的管理体制和运行机制，使广大人民群众能够获得方便、价廉和优质的基本卫生服务。

1997 年，《中共中央、国务院关于卫生改革与发展的决定》发布，明确了新时期卫生工作的方针是以农村为重点，预防为主，中西医并重，依靠科技与教育，动员全社会参与，为人民健康服务，为社会主义现代化建设服务。我国医疗卫生事业是政府实行的有一定福利性的社会公益事业。医疗卫生事业发展必须与国民经济和社会发展相协调，人民健康保障的福利水平必须与经济发展水平相适应。政府对发展医疗卫生事业负有重要责任。

1998年12月，国务院作出《关于建立城镇职工基本医疗保险制度的决定》，城镇职工基本医疗保险制度建设在全国稳步推进。2002年，中共中央、国务院作出《关于进一步加强农村卫生工作的决定》，提出了加强农村卫生服务体系建设，建立新型农村合作医疗制度等重大战略部署。《执业医师法》《献血法》《医疗机构管理条例》《医疗事故处理条例》等卫生法律、法规陆续颁布，卫生法律法规体系基本建立。随着科技的发展，超声、X线、CT、MRI、PET-CT等医学影像技术得到快速发展，腔镜技术和介入技术广泛应用，显著提高了疾病诊断和治疗水平。

从1997年到2002年，我国卫生事业改革与发展取得了重大成就，医疗卫生机构活力明显增强，技术水平迅速提高，有效缓解了"看病难"等突出矛盾。同时，这个时期还有一些突出问题没有解决，主要是维护医疗卫生事业社会公益性质，体现社会公平，加强公共卫生、农村和城市社区卫生工作等重点工作，由于缺乏必要的政策措施和经费投入保障没有得到很好落实，医疗机构追求经济利益的倾向未得到有效扭转，公共卫生、农村卫生仍然薄弱，人民群众医药卫生负担较重。

三、科学发展阶段（2003—2012年）

医疗卫生事业关系亿万人民的健康，关系千家万户的幸福，是重大民生问题。深化医疗卫生体制改革，加快医疗卫生事业发展，满足人民群众日益增长的医疗卫生需求，不断提高人民群众健康素质，是贯彻落实科学发展观、促进经济社会全面协调可持续发展的必然要求，是维护社会公平正义、提高人民生活质量的重要举措，是全面建设小康社会和构建社会主义和谐社会的一项重大任务。

自 2005 年开始开展的"以病人为中心，以提高医疗服务质量为主题"的医院管理年活动，是卫生系统坚持以人为本，贯彻科学发展观，解决人民群众反映突出的看病就医问题，构建社会主义和谐社会的一项重大举措。2009 年是深化医药卫生体制改革全面启动和整体推进的一年，医院管理年活动要围绕保证医疗安全，提高医疗质量，控制医药费用，提高服务效率，改善服务体验，积极推动公立医院改革，为实现医药卫生体制改革的总体目标提供有力的支撑。[①]

同年，《中共中央　国务院关于深化医药卫生体制改革的意见》《医药卫生体制改革近期重点实施方案（2009—2011 年)》相继发布，成为我国医疗卫生事业改革发展史上具有里程碑意义的大事。其中《中共中央　国务院关于深化医药卫生体制改革的意见》指出，2009—2011 年重点抓好五项改革：一是加快推进基本医疗保障制度建设，二是初步建立国家基本药物制度，三是健全基层医疗卫生服务体系，四是促进基本公共卫生服务逐步均等化，五是推进公立医院改革试点。[②] 两份文件在充分肯定卫生工作取得的巨大成就的同时，要求必须清醒地认识到医疗卫生体制改革发展也面临着突出的矛盾和问题。

一是人民群众看病就医问题突出。主要表现在：第一，卫生资源总量不足，配置不合理。现有卫生资源多集中在城市，其中优质资源又多集中在大中型医院，城乡和区域之间差距不断加大。同时，公共卫生和城乡基层医疗机构资源不足，服务能力较低，服务质量不高，难以满足人民群众日益增长的对基本医疗卫生服务的需求。第二，医疗保障制度不够健全。目前，仍有两亿

---

① 卫生部. 2009 年"以病人为中心，以提高医疗服务质量为主题"的医院管理年活动方案［S］. 2009.

② 中华人民共和国国家卫生健康委员会. 医药卫生体制改革近期重点实施方案（2009—2011 年)［S］. 2009.

多城乡居民没有参加到医疗保险制度中来，现有新型农村合作医疗、城镇居民医疗保险制度的受益水平还比较低，不能有效解决"因病致贫"和"因病返贫"问题。第三，公共卫生事业公益性质淡化。政府卫生投入不足，多数公共卫生机构仍通过"有偿服务"和"以医养防"维持运行。医疗机构则存在"以药补医"问题，导致部分公立医疗卫生机构服务行为扭曲，也造成医疗资源浪费，患者负担加重。第四，药品生产流通秩序不规范，价格虚高。我国医药产业集中度低，流通环节过多、流通费用高，低价药品生产难以为继，一些企业片面追求经济利益，药品安全存在风险和隐患。商业贿赂、药价虚高、不合理用药等现象严重损害了人民群众的利益。

二是经济社会发展和人口老龄化对卫生工作提出了新的挑战和要求。主要表现在：我国正处于经济社会快速发展时期，城市化、工业化进程不断加快，环境生态形势严峻，健康风险增加，使我国面临新的公共卫生问题；我国人口正在快速老龄化，心脑血管疾病、糖尿病和恶性肿瘤等慢性病患病率不断增高，防治难度加大；SARS 等新发传染病的出现，结核病、性病等传染病死灰复燃，加重了疾病防治任务，形成了经济社会发展的双重负担。[①]

随后，相继发布的《关于加强卫生人才队伍建设的意见》《关于加强乡村医生队伍建设的意见》《关于加强医疗纠纷人民调解工作的意见》等切实加强了医疗机构的人才队伍建设及医生的健康素养培养。

2010 年发布的《关于加强医疗纠纷人民调解工作的意见》指出，要引导新闻单位坚持正面宣传报道为主，大力宣传医疗卫

---

① 中华人民共和国国家卫生健康委员会. 深化医药卫生体制改革 尽快实现人人享有基本医疗卫生服务［S］. 2009.

生工作者为维护人民群众的身体健康和生命安全所作出的不懈努力和无私奉献；宣传医德高尚、医术精湛的正面典型，弘扬正气，增强医患之间的信任感；客观宣传生命科学和临床医学的特殊性、高科技性和高风险性，引导人民群众理性对待可能发生的医疗风险和医疗损害纠纷，优化医疗执业环境，增进社会各界对医学和医疗卫生工作的尊重、理解和支持。要加强对医疗纠纷人民调解工作的宣传，通过多种形式，借助有关媒体大力宣传医疗纠纷人民调解工作的特点、优势、方法、程序及调解协议的效力，引导纠纷当事人尽可能地通过调解的方式解决纠纷。①

四、中国特色基本医疗卫生制度发展阶段（2013 年至今）

进入 21 世纪以来，随着人民群众健康需求的不断增长，医疗服务量持续增长，医疗纠纷时有发生，部分医疗纠纷矛盾激化甚至引发激烈冲突，损害了医患双方合法权益，扰乱了正常医疗秩序，影响了社会和谐稳定。解决医疗纠纷是个世界性难题。美国、日本、德国、韩国等国在医疗纠纷处理上也都不同程度存在解决周期冗长、患者获赔困难、医患对立加剧等问题。2013 年以来，我国出台了一系列有关化解医疗纠纷、维护医疗秩序的文件、措施，一些地方也注重医疗纠纷的预防、人民调解，出台了地方性法规或相关政策，取得了实效。2013 年到 2017 年，我国医疗纠纷数量实现了 5 年小幅递减，但纠纷总量仍处于高位水平。国务院 2002 年制定的《医疗事故处理条例》对预防和处理医疗纠纷发挥了作用，但主要调整的是医疗事故引发的医疗纠纷，预防措施的针对性也不够强，难以适应新形势的需要，有必

---

① 中华人民共和国国家卫生健康委员会. 关于加强医疗纠纷人民调解工作的意见 [S]. 2010.

要制定新的《医疗事故处理条例》，在总结实施情况的基础上，将近年来实践中探索积累的经验上升为法律规范，并将人民调解这一成功做法加以规范和推广。①

法律体系逐步完善，给医患纠纷带来更权威的司法解释。2014 年，国家卫生计生委法制司副司长赵宁表示，基本医疗卫生法是卫生领域的基础性法律，将加快推动其立法步伐。随着新一轮医药卫生体制改革的不断深化，中国特色基本医疗卫生制度的逐步建立，卫生事业发展中许多根本性、原则性的问题，需要有一部基础性、综合性的法律予以规范。国家卫生计生委将立足于保障公民健康权益，从法律层面明确卫生事业性质、卫生基本制度、公民健康权利、政府卫生投入等重大问题，通过宏观、科学的顶层设计为未来卫生领域的重大改革和发展指明方向并做出制度安排。基本医疗卫生法拟解决的重点问题：明确卫生事业基本性质；明确公民在医疗卫生服务方面的权利和义务；明确医疗卫生服务涵盖的主要内容，强调保障公民公平享有基本医疗卫生服务；构建公平、可及、方便、高效的卫生服务体系，明晰各类医疗卫生机构的功能定位；在基本医疗卫生制度方面明确政府要承担的责任。除基本医疗卫生法外，国家卫生计生委加快中医药法、公共场所控制吸烟条例等法律法规的立法工作，加紧修订《执业医师法》《人口与计划生育法》《医疗事故处理条例》《社会抚养费征收管理办法》等法律法规。围绕医学新技术管理、专科医生培养、出生人口性别比治理等亟须法律规制的重点领域，还

---

① 司法部、卫生健康委就《医疗纠纷预防和处理条例》答记者问［N/OL］. 中国政府网，http://www. nhc. gov. cn/jkj/s7915/201809/aad22fc9fdc340aba27fa 288c743d160. shtml，2018－8－30.

研究制定了专门的法律或行政法规。①

《"健康中国 2030"规划纲要》有关文件（如《健康中国行动（2019—2030 年)》），聚焦当前人民群众面临的主要健康问题，从政府、社会、个人（家庭）三个层面协同推进，通过普及健康知识、参与健康行动、提供健康服务，实现促进全民健康的目标。这一文件具有以下四个特点②。

一是在定位上，从"以疾病为中心"向"以健康为中心"转变。聚焦每个人关心、关注的生活行为方式、生产生活环境和医疗卫生服务问题，针对每个人在不同生命周期所面临的突出健康问题，做出系统、细致的安排和建议。

二是在策略上，从注重"治已病"向注重"治未病"转变。注重根据不同人群的特点有针对性地做好健康促进和教育，努力使个人通过文件能够了解必备的核心健康知识与信息、能够掌握获取有关知识与信息的渠道与方式，让健康知识、行为和技能成为全民普遍具备的素质和能力，形成自主自律的健康生活方式，推动"每个人是自己健康第一责任人"的理念落到实处，努力使人民群众不得病、少得病，提高生活质量。

三是在主体上，从依靠卫生健康系统向社会整体联动转变。坚持"大卫生、大健康"理念，从供给侧和需求侧两端发力。《健康中国行动（2019—2030 年)》每一个行动均按照序言，行动目标、个人和家庭、社会、政府三方面职责的顺序展开，集中说明为什么要做、做成什么样、怎么做，特别是各方如何一起做

---

① 胡浩. 卫生计生委：将推动基本医疗卫生法尽快立法 [N/OL]. 新华社, http://www. jksb. com. cn/index. php? a = show&catid = 53&id = 433&m = wap, 2014—11-5.

② 规划发展与信息化司. 关于健康中国行动有关文件的政策解读 [EB/OL]. 中国政府网, http://www. nhc. gov. cn/guihuaxxs/s3586s/201907/43580c960ae941 cbb544aa8864c7aad6. shtml, 2019—7-12.

等问题。每一项任务举措务求具体明确、责任清晰，强化部门协作，调动全社会的积极性和创造性，实现政府牵头负责、社会积极参与、个人体现健康责任，把健康中国"共建共享"的基本路径落到实处，是"把健康融入所有政策"的具体实践。

四是在文风上，努力从文件向社会倡议转变。《健康中国行动（2019—2030 年）》以大众为主要阅读对象，在充分吸收已有专项文件、规范、指南等基础上，把专业术语转化成通俗易懂的语言，将科学性与普及性有机结合，努力做好健康科普，让大众能看得懂、记得住、做得到。

立足新发展阶段，我国医疗卫生服务体系建设在取得成绩的同时，发展不平衡、不充分的问题仍然比较突出，与人民群众的健康需要和高质量发展要求还存在一定差距。《关于开展改善就医感受提升患者体验主题活动》《全面提升医疗质量行动计划（2023—2025 年)》《关于进一步完善医疗卫生服务体系的意见》等一系列政策陆续出台，为改善医患关系提供了政策支持。互联网技术的发展，让医患关系出现了不小的改变，但医患矛盾依旧突出。

第三章　医患之间的沟通与传播

章节目标

·探究医患传播发生转变的深层原因：就医行为与执医行为。
·了解医患传播过程改变的根本原因：计划行为理论。
·认识医患传播中的媒介变化因素：媒介依赖理论。

章节导论

医患纠纷频发、医患关系紧张等问题已经成为社会热点之一。为了解决互联网极速发展过程中引发的医患关系紧张，寻找医患间信息不对称、医患知识转移行为不匹配等问题的影响因素，本章从医患角色入手，对医患关系与沟通进行分析，并阐述相关医患行为理论。随着医疗体系改革不断深化、科学技术水平不断提升，由个人的行为意图（Behavioral Intention）所决定的医患关系发生了巨大改变。医患关系的改变引发医患传播行为的变化。按照患者的行为方式进行分类，一是患者对医疗专业认知较低，仍以原有的医生主导治疗的模式为主；二是患者有一定医疗专业认知，可采取医患双方合作治疗的模式；三是患者已经具有较为专业化的医疗专业认知，可采取医患双方协商治疗的模式。新媒体让"互联网＋医疗"走进千家万户，患者"专业化"趋向开始显现。具有社会属性的医疗机构、具有普及知识作用的媒介组织及具有行为需求的普通患者之间存在复杂的依赖关系。因此，医患行为的和谐度取决于医护人员良好的执医行为和患者文明的就医行为，两者相互支撑，才能达到和谐。

第一节　医患关系与沟通

著名医史学家亨利·西格里斯特（Henry Sigerist）曾经说过："每个医学行为始终涉及两类当事人，医生和患者，或者更广泛地说，医学团体和社会，医学无非是这两类当事人之间多方面的关系。"可见，医疗卫生活动与医患关系密不可分。

一、医患关系

医患关系（Doctor-Patient Relationship）是指医疗卫生活动中，医护人员为保障和促进患者健康而与患者及其家属建立起来的特殊人际关系。在疾病诊治过程中，医患关系非常重要。当患者就医时，医生会对患者的病情从生理到心理进行整体的评估、诊断和治疗。作为医疗卫生活动的重要组成部分，和谐的医患关系有益于提高疾病治疗效果，也是反映医疗质量的重要指标之一。[①]

（一）医患角色

医生是掌握医疗卫生知识和医疗技能，直接从事疾病诊疗、进行疾病防治工作的专业人员。他们通常具有社会文化规定的角色行为。这些角色行为规定了医生的职业行为，也保障了医生行使其职业行为的权利和义务。医生角色主要包括医疗服务的实施

---

① 姚树桥，杨艳杰. 医学心理学［M］. 7 版. 北京：人民卫生出版社，2023.

者、医学知识的传授者、医学权威专家、风险管理者、医疗经济的参与者、社会工作体系中的普通劳动者等。医生的权利与义务关系患者的生命健康。

患者角色（Sick Role）最初由美国社会学家塔尔科特·帕森斯（Talcott Parsons）于 1951 年提出。患者是指患有疾病并且具有求医和治疗行为的社会人群。帕森斯认为患病不仅仅是发生于个体身上的一个事实或需要面对的医学状况，还会使个人进入一种患者角色，在心理和行为上也就产生了相应的变化。患者角色的特征主要表现在：患者可以从常态的社会角色中解脱出来，免除其原有的社会责任和义务；患者对陷入疾病状态是没有责任的；患者应努力使自己痊愈，有接受治疗和努力恢复的义务；患者应当寻求可靠的治疗技术，必须和医护人员合作，共同战胜疾病。患者角色与其他社会角色一样，也有自身的权利和义务。

（二）医患关系的特点

医患关系是一种特殊的人际关系，关乎生命和健康。它既是结果，又是过程；既具有稳定性，又具有动态性。医患关系主要具有目的指向性、职业性、信息不对称性、多层次性、时限性及动态性等特点。

（1）目的指向性。患者因患病而寻求医疗服务，医生为恢复患者身体健康与患者及其家属建立疾病诊疗关系。在这种关系中，患者尊重医生、信任医生，把自己的健康甚至生命托付给医生。医患关系之间具有明确的目的指向性，体现了医生对患者生命权的尊重和责任。这样的医患关系是医疗服务的基本条件，即所有的医疗活动都在此关系构架中展开。

（2）职业性。医生通过对患者治疗这种劳动方式和服务方法来获取报酬，这一行为体现了医疗行业的职业性。这种关系从初期患者求医开始，经历病史采集、检查、诊断、治疗、随访，直至患者治愈或者死亡而结束。

（3）信息不对称性。关于疾病，医生具有诊断和治疗的能力，而患者由于相对缺乏医学专业知识，经常处于被动、依赖的地位。医患双方因为医学信息的不对称，而在医疗卫生活动中出现地位的不对称。也基于这种原因，医患沟通的不通畅很容易引起医患矛盾。

（4）多层次性。疾病的复杂性和患者需求的多层次性，决定了医患交往具有一定的多层次性。患者就医行为的形成往往具有很复杂的因素。除了单纯需要医疗援助外，患者还需要医生给予尊重和关爱，渴望得到帮助，以及得到准确的信息。患者在身体上、心理上和情绪上，都需要得到极大的关注。

（5）时限性。从患者就医到疾病治疗结束是有一定时限性的。患者就医时间与其病情呈正相关关系。也就是说，病情的发展和治疗的过程是相互联系、相互影响的。当患者的病情得到控制或者病情严重到无法控制时，医患关系就会结束。

（6）动态性。医患关系是随着就医过程及就医中发生的事件而变动的。当疾病治疗结果不理想时，往往会引起患者的负面情绪，使得医患双方产生矛盾，彼此尊重、信任的关系破裂。相反，当疾病治疗顺利时，则会产生积极、和谐的医患关系。

（三）医患关系的类型

根据患者的个体差异及疾病性质，医患双方在医患关系中扮演的角色、发挥的作用会有差异。1951 年，帕森斯在其论著《社会系统》中假定了社会系统的有效运转有赖于个体必要的社会角色的发挥，把健康界定为一种正常、稳定、支撑个体拥有最佳角色能力的状态，而疾病则是具有破坏性的。

帕森斯认为，患者和医生之间的互利和目标一致，维系了患者角色。患者有两种义务和两种权利：患者有义务得到医疗诊断并且有义务配合治疗方案，患者有义务认识到他们的状态是不理想的。个体一旦被医生诊断有病，就从"正常"的社会角色的要求中解脱出来；个体对于他们的疾病并无个人责任，他们也无法像人们所期待的那样仅仅靠"意志力量"就能恢复过来。

1956年，托马斯·萨斯（Thomas Szasz）和马克·荷伦德（Marc Hollender）提出了萨斯－荷伦德模式（Szasz－Hollender Model），将医患关系模式分为主动－被动模式（Active－Passive Model）、指导－合作模式（Guidance－Cooperation Model）和共同参与模式（Mutual Participation Model）。

主动－被动模式是最基本的医患关系模式。在该模式中，传播呈现出完全单向性特征，医生为传者，患者为受者。诊疗方案与就医费用的决定权掌握在医生手中，患者几乎不享有或是失去话语权，这是医患间不平等的典型反映。该模式适合医学知识极度匮乏、自我意识与主张极度弱小的患者（如重症昏迷患者）。

指导－合作模式在现代医学发展中被广泛采用。在医患传播过程中，医生仍居于主导地位，但患者有机会和有选择地参与到医疗活动中来，表现为患者可表达想法并可要求医生解释治疗方案。该模式适用于病情严重、紧急但仍然保有一定程度自我意识的患者，医患双方不平等地位并未得到根本性改变。

共同参与模式是综合上述两种医患关系模式而产生的一种新型医患关系模式。该模式打破了医患双方的不平等地位，主张医患平等。医生耐心倾听患者的想法并给予尊重，双方均积极参与到诊疗过程中，并在此基础上协商制定医疗方案。在病情不太严重与紧急时，该模式应用频率较高。由于医患双方的沟通与活动在共同参与模式中得以最大限度地体现，因此，该模式对于达成有效治疗结果，以及缓解医患矛盾具有重要促进作用。

萨斯－荷伦德模式见表3-1。

表 3-1 萨斯-荷伦德模式①

类型	医生地位	患者地位	适用范围	类似关系
主动-被动模式	有权为患者做什么	无权选择做什么	医学知识极度匮乏、自我意识与主张极度弱小的患者	父母与婴幼儿子女
指导-合作模式	告诉患者要做什么	被要求和医生合作	急性病、意识清醒的患者	父母与青少年子女
共同参与模式	帮助患者做什么	主动与医生成为伙伴关系	慢性病、掌握部分医疗知识的患者	成人之间

随着大众媒介的发展，信息传播方式多元化，大众媒介影响面广、信息传播渠道多，对大众态度、情感和行为都产生了很大影响。个别医疗负面事件在媒体（包括自媒体、商业媒体或官方媒体）上的曝出，往往会产生不可预料的舆论影响，降低医疗机构的被信任感，加重医患之间的不信任。可见，医患关系这种特殊的人际关系，具有极强的不稳定性。

二、医患沟通

"医"，狭义上指医疗机构中的医护人员，广义上指全体医务工作者、卫生管理人员及医疗卫生机构，还包括医学教育工作者。

"患"，狭义上指患者、患者家属及其他相关利益者，广义上指除"医"以外的社会人群。在我国的社会环境下，医疗机构处理医患矛盾不仅需要面对患者本人，还常常要面对社会舆论，因此，重视广义的"患者"概念更有利于医患关系和谐。

在医疗过程中，沟通无处不在。医患沟通是医患之间主要的

---

① 托马斯·萨斯，马克·荷伦德，张燮泉. 医生-病人关系的基本模型［J］. 医学与哲学，1980（3）.

联系手段，其内容既有针对疾病的某些信息的交流，也有医生和患者之间思想情感的表达。在传播学中，沟通是信息传递和交流的过程，是人与人之间涉及的某些信息及情感、需要、态度、价值等社会心理元素的传递与交流。医患沟通指在医疗卫生和保健工作中，医患双方围绕诊疗、服务、健康及心理和社会等相关因素，以患者为中心，以医方为导向，将医学与人文相结合，通过医患双方全方位信息的多途径交流，使医患双方形成共识并建立信任合作关系，指引医护人员为患者提供优质的医疗服务，达到维护健康、促进医学发展的目的。医患沟通不仅是长久以来医疗卫生领域的重要实践活动，也是当代经济社会发展过程中凸显出来的医学学术问题。①

（一）医患沟通的基本要素

"To cure sometimes, To relieve often, To comfort always"是美国著名医生爱德华·利文斯顿·特鲁迪奥（Edward Livingston Trudeau）墓志铭上的话，其中文翻译为"有时治愈，经常帮助，总是安慰"。这句话影响着一代代医生。

传播学中，奥斯古德－施拉姆模式（Osgood and Schramn Model）解释了人际传播中产生误解误读的原因。编码（Encode）指传播者将自己要传递的信息转化为语言、声音、文字或其他符号的活动。大众传播中的编码表现为传播从业者采集、制作传播内容的活动。编码一方面受传播者世界观、价值观、知识水平和经验等因素的制约，另一方面也受所在社会文化环境的制约。解码（Decode）指受传者将接收到的符号加以阐释和理解，读取其意义的活动。解码分为译码和释码，要求传受双方有共通的意义空间。由于语言符号的暧昧性和多义性，解码

---

① 王锦帆，尹梅. 医患沟通 [M]. 2版. 北京：人民卫生出版社，2023.

易出现误读。译码受受传者的社会地位和文化背景的制约，体现了社会的多样性。

奥斯古德－施拉姆模式的特点：一是没有传播者和受传者的概念，传播双方都作为传播行为的主体，通过信息的授受，处于你来我往的相互作用之中。二是该模式的重点不在于分析传播渠道中的各环节，而在于解析传播双方的角色功能。参加传播过程的每一方在不同阶段都依次扮演着译码者（执行接收和符号解读功能）、释码者（执行解释意义功能）和编码者（执行符号化和传达功能）的角色，并相互交替这些角色（图3-1）。

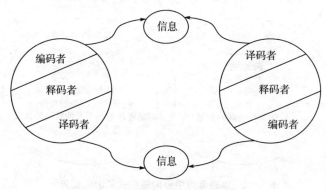

图3-1 奥斯古德－施拉姆模式

医患沟通是人际沟通的一种，人际传播中的各类模式适用于医患沟通的整个过程。从奥斯古德－施拉姆模式可以看出，信息是医患沟通时所要传递和处理的对象，信息在不断释译的过程中，或是得到理解，或是产生误会。如今大众媒介的加入，让医患传播这种"一对一"的传播模式发生"一对多""多对多"的变化，但依旧是以人际传播为主体，会因信息不对称产生各种负面效果。

（二）医患沟通的影响因素

患者和医生，以健康为主题搭建起了特殊的医患关系。这个

关系中的主要服务对象为患者，围绕患者健康这一主题所衍生出
的各类问题，直接影响医患沟通（图 3-2）。医生需要针对不同
的患者情况，选择正确的沟通方式，采取适合的沟通技巧，达到
良好的沟通效果。

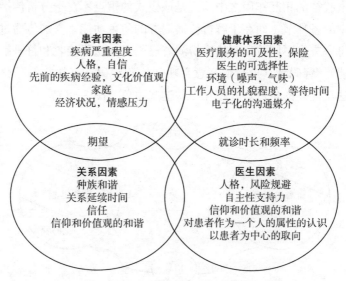

图 3-2 以患者为中心沟通模式的影响因素[1]

在医疗卫生活动中，医患沟通经常会遇到各种阻碍，导致沟
通效果不佳。影响医患沟通效果的因素，既有医患双方的个人因
素，也有社会环境方面的因素。

在医生方面，主要表现为一是部分医护人员缺乏沟通常识，
忙于具体诊疗操作或者医疗方案的书写，忽视沟通，导致患者对
自己的病情和采取医疗措施的原因、目的及意义等不明确。二是
部分医护人员态度冷淡、傲慢、生硬，采取命令式语气，或者使
用嘲讽和讥笑的言语，制订治疗方案、用药等不做解释，强硬实

---

① 王锦帆，尹梅. 医患沟通［M］. 2 版. 北京：人民卫生出版社，2023.

施,对患者没有耐心,对患者疑问不予理睬。三是在沟通的过程中,部分医护人员不注意倾听患者诉求,打断患者阐述,妨碍掌握病情,导致重要信息遗失。四是部分医护人员沟通语言欠妥当,认为自己高高在上,并没有转变服务理念,无视患者自我学习能力,想当然认为患者"无知"或故意使用医学术语,让患者变得"无知",导致医患之间无法沟通。五是医护人员作为社会人,也会带有一定情绪,医护人员的负面情绪也会直接影响患者情绪。

在患者方面,大多数患者缺乏医学知识,对自身疾病的发病原因、诊断方法、药物原理及治疗方法等知晓较少,甚至有时候通过不良媒介得到错误或相反的医学知识。在患者眼里,医生在医疗领域"无所不能",因此在就医行为中,往往针对多种病情进行询问,认为医院有义务、医生有责任治好自己的病,甚至认为到了医院就能获得治愈,对医院和医生有着过高期望。但谈及自己的病情时,却又仅说孤立的病情,而不告知病史和不良行为,导致沟通障碍。除此之外,过强的自我保护意识、严重的负面情绪等都会造成医患沟通问题。

在社会环境方面,医疗制度和大众媒介都会对医患沟通产生影响。随着改革开放和市场经济的深入发展,人们的价值观、健康意识、维权意识都得到了提升,对医疗质量也提出更高要求。这也导致医生的执医理念发生了转变。加之我国的医疗保障体系仍然不健全,医疗费用的个人支付比例仍然是部分患者的沉重负担。当前的医疗体系让医患双方成为经济利益上的对立方,导致患者把矛头对准医院,把不满发泄给医生,对医患沟通产生负面影响。与此同时,自媒体、商业媒体为了追求利益,会传播一些医疗类负面信息,使得大众对医生群体形成负面的刻板印象,甚至导致恶性医患冲突事件的出现。

（三）医患纠纷与医患沟通

近年来，医患纠纷事件的发生率呈上升趋势，严重干扰医院的正常秩序，影响医疗卫生事业发展及社会稳定，也造成了很多的健康谣言，值得社会各界的思考与关注。医患纠纷，狭义上是指医患双方对医疗后果及其原因的认定存在分歧，从而引发争议的事件；广义上是指患者认为在诊疗、护理过程中自身权益（身体权、生命权、健康权、知情权、名誉权、隐私权、处分权等）受到侵害，要求医疗机构赔偿损失的事件。①

1. 医疗过失与服务缺陷引发医患纠纷

医疗过失与服务缺陷是医疗过程中的不良医疗行为。医疗过失与服务缺陷出现后，往往会激怒患者及其家属，导致不良事件。医疗过失是由于医疗机构及其从业人员在诊疗、护理过程中存在行为过失，出现医疗事故、医疗差错等引发纠纷。医疗过失主要表现为医护人员在诊疗工作中出现疏忽、技术水平和经验不足或未严格执行医疗规章制度和诊疗规范操作等。服务缺陷是医疗机构及其从业人员在医德医风、服务质量、医疗收费、医院管理等方面存在缺失，导致患者不满。服务缺陷主要表现为医护人员责任感不强、服务态度差及管理处置不善等。

2. 患者因素引发医患纠纷

部分患者在诊疗过程中存在自身延误治疗及治疗动机不纯等问题，从而导致治疗情况不佳，却反诉医疗机构及其从业人员，从而引起医患纠纷。这种情况往往是患者不遵守医疗机构规章制度、不配合医生完成治疗、诊断，甚至产生极端情绪；或是患者企图通过吵闹、扰乱公共秩序的方式博得同情，达到混淆视听、

---

① 王锦帆，尹梅. 医患沟通［M］. 2版. 北京：人民卫生出版社，2023.

减少治疗费用等目的。

3. 其他因素引发医患纠纷

急诊是最容易产生医患纠纷的场所。在一些患者涉及交通事故、劳资纠纷等非医疗事故纠纷时，这些患者的伤情诊断、处理时效等，直接关系各种案件处置，同时也会有家属意见不统一等现实问题。因此当争议各方对医院出具的诊疗方案、治疗效果及诊疗证明等不满意时，就会引发医患纠纷。

第二节　就医行为与执医行为

医患行为是在沟通视角下医患双方在医疗活动与医患沟通过程中各自的行为，具体分为患者的就医行为和医生的执医行为。在传统医疗模式中，就医行为和执医行为主要体现在门诊问诊、住院治疗过程中。随着网络问诊的兴起，就医行为和执医行为都发生了一定的改变。就医行为更加具有目的性，就医选择也更加多元化。执医行为也增加了一定的选择性和接受性。线上线下的医患行为和谐度悄然变化。不同于线下医患关系中的单向传播关系，目前的医患关系更加注重双方关系平衡，更加关注医患双方的权力和责任。这种新型医患关系逐步形成高度和谐、长期稳定和互惠互利的关系。

一、就医行为与就医态度

检索"就医行为"这一概念，可以发现目前学界对就医行为并无明晰的概念界定，国内外研究者的诠释各异。国外对就医行为的研究较为丰富。Chrisman 将就医行为定义为一个过程，它由患者主诉、角色转变、就诊、治疗和依从性 5 个单元构成。[①]
Igun 把就医行为分成自我医疗、疾病传播、疾病确诊、治疗行
动、治疗评估等步骤。[②] Mechanic 解读就医行为是患病角色概
念，即个体对身体状况的监测、症状的判断、病因的探寻及治疗
方案的寻求，其包含卫生服务利用行为、疾病反应或健康促进
行为。[③]

国内学者对 Mechanic 所提概念未加以区分，均译为"就医
行为"，分别从医学行为学、社会学、心理学、市场经济学等方
面对其进行阐述。医学行为学从个体行为的角度提出，就医行为
是个体出现病感后寻求专业医疗救助的行为。[④] 豆月认为，就医
行为是个体寻求救治过程中，考虑自身与社会经济因素，所做的
"是否就医""医疗机构选择""医疗类型及数量选择"等一系列
行为决策。[⑤] 董恒进将患者就医行为按时间顺序分为就医前行
为、就医中行为与就医后行为，分别包括医疗选择、药品使用与
服务挑选、遵医情况等。[⑥]

部分学者从社会角色与就医动机的角度定义就医行为。刘新
奇等依据个体就医的主动性，将就医行为分为主动就医和被动就

① Chrisman N J. The health seeking process: An approach to the natural history of illness [J]. Cult Med Psychiatry, 1997 (4).

② Igun U A. Stages in health-seeking: a descriptive model [J]. Soc Sci Med, 979, 13A (4).

③ Mechanic D. Sociological dimensions behavior [J]. Soc Sci Med, 1995, 41 (9).

④ 陈力. 医学行为学 [M]. 北京：人民卫生出版社，2007.

⑤ 豆月. 国外就医行为研究综述 [J]. 农村经济与科技，2007 (15).

⑥ Dong H J. Health financing policies: patient-seeking behavior in rural China [J]. Int J Technol Assess Health Care, 2003, 19 (3).

医两类，突出个体从健康到患病的角色转变性。① 安建民等则依据选择医院的主动性来定义就医行为，指出被动就医是患者自下而上的就医过程，其就医方式为医院就医。但他更多考量病情因素及自我保健的就医动机。② 杨哲等依据就医机构的选择将就医行为分为"自我医疗""医疗单位就医""自我医疗和医疗单位两者兼有"三种类型。③ 王文兰等根据就医时机，将就医行为划分为及时就医、自我医疗、不得已才就医和不采取任何措施等类型。④

黄欢从心理角度认为，就医行为是个体寻求医疗帮助的观念、表现和行动，是一种复杂的心理、社会行为。⑤ 王平等从市场角度将就医行为定义为个体在医疗消费过程中出现的行为习惯。⑥ 张娜从社会结构与环境影响的角度提出，就医行为仅为寻求金钱、信息、时间、质量四个因素的最佳组合。⑦ 从上述观点可以看出，就医行为是一种具有阶段性目的的行为过程。结合现有对就医行为的界定，笔者认为，就医行为是一个复杂的行为过程，是患者在寻求健康的过程中进行的有关疾病预防方面的主观行为，包括医疗保险、医疗资源、医疗咨询等；是患者在获知自身疾病过程中的疾病治疗方面的客观行为，包括问诊沟通、治疗

---

① 刘新奇，白乐康，于志红. 社会心理因素对就医行为的影响 [J]. 中国社会医学，1992 (6).

② 安建民，王凤茹，金勤. 关于城镇居民群体就医行为的定量研究 [J]. 中国社会医学，1995 (4).

③ 杨哲，张寿生，汤泽群. 居民就医行为的影响因素和医疗体制改革 [J]. 中国农村卫生事业管理，2000 (7).

④ 王文兰，关纪红，周小燕，等. 社区老年视觉障碍患者就医行为与影响因素的研究 [J]. 中国实用护理杂志，2006 (16).

⑤ 黄欢. 社区居民就医行为研究 [D]. 镇江：江苏大学，2010.

⑥ 王平，林晓琳，张黎明，等. 不同医疗保障形式人群的就医行为调查 [J]. 中国卫生事业管理，1997 (6).

⑦ 张娜. 农村居民就医行为研究 [D]. 南京：南京农业大学，2007.

计划、就医选择等。本书所体现的就医行为主要从患者治疗角度，研究患者在就医治疗过程中的医患关系、沟通与传播等行为表现。

就医态度直接影响患者的就医行为。一般而言，在就医行为发生前，就医态度决定就医选择；就医行为发生过程中，就医态度决定患者依从性；就医行为发生后，就医态度决定医疗终止或持续进行。可见，就医态度可能影响患者就医时与医生的沟通、问诊方式选择、秩序遵守等各类行为。就医态度具体指患者在诊治过程中对医疗机构、医护人员、医疗流程、医疗方案等的积极或者消极的评价，反映其对医护人员和医疗过程的赞许或厌恶程度。

二、执医行为与执医态度

目前，学界对"执医行为"这个概念并没有形成一致的释义，既有研究主要针对医生职业行为、防御行为及过度诊疗行为等。

医生职业行为指医生在其职业场所（包括医院及救治现场），以救治患者为目的，以提供医疗服务为原则的一系列施救行为。医生职业行为是健康照护职业行为（Health-Care Professional Behavior）中最重要的组成部分，其关键为医生诊疗行为[①]，包括诊断行为及治疗行为，同时包括转诊、医患沟通、学习和教育行为等。也有学者将医生职业行为分成医患沟通行为与医生处方行为两类。后者又可分为健康处方和治疗处方，健康处方是疾病预防的建议，治疗处方是关于患者生活习惯、工作环境的指导性建议。

---

① 杨志寅，孔令斌，杨震，等. 规范化诊疗行为的影响因素及模式的建立 [J]. 中国行为医学科学，2006 (3).

医生防御行为是指医护人员为避免医患纠纷而采取的自我保护性行为。

过度诊疗行为是医生过度检查与用药的趋利性行为。①

医院人员可分为医生、护士、技师及职能部门人员。其中医生、护士、技师是直接面对患者，提供医疗专业技能服务的人群。笔者认为，执医行为是医生、护士、技师执业过程中的各类行为。执医行为主体为医生、护士、技师，患者为执医行为的主要对象。采取执医行为的医生、护士、技师应依法获取执业资格，遵守医疗卫生管理法律法规和规章制度，遵守岗位职责和诊疗技术规范，诊疗救护患者。本节所要研究的执医行为，是在医患沟通框架下，医护人员在诊疗过程中的沟通交流、情感表达、诊断治疗等一系列行为。

有学者将执医态度定义为"门诊医生针对患者所引起的，以社会环境和个体经验为基础，在医患双方的相互联系和作用中形成的稳定、一贯的综合心理反应倾向"。执医态度的非直接性，决定其并非行为本身，而是综合性心理反应倾向，即执医行为准备。② 因此，执医态度仅能依照个体外在表现以间接方式进行测量和阐释。本书中的执医态度是指医护人员在诊疗过程中的行为过程，以及由此引发的医护人员的积极或者消极心理反应倾向和行为选择，反映其对医疗过程、自身及患者的赞许或者厌恶程度。

---

① 王安富，黄敏，李连宏. 论过度性医疗、保护性医疗与防御性医疗的法律界定 [J]. 医学与哲学，2013，34（5）.

② 郑棒，潘子奇，吴筱音. 基于因子分析的医生接诊态度评价模型构建. 2015年（第四届）全国大学生统计模型大赛论文，2015.

第三节　医患传播的相关理论

一、需求层次理论

需求层次理论（Hierarchy of Needs）是行为科学的理论之一，是美国心理学家亚伯拉罕·马斯洛（Abraham Maslow）于1943年在《人类激励理论》一文中提出的。需求层次理论把人的需求由较低层次到较高层次分成生理需求、安全需求、归属和爱的需求、尊重需求和自我实现需求五类（图 3-3）。[①]

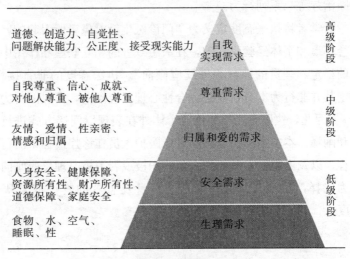

图 3-3　马斯洛需求层次理论

在自我实现需求之后，还有自我超越需求，但通常不作为需

---

① 其木格. 基于马斯洛需求层次理论的高校学报人力资源管理模式的研究［J］. 内蒙古师范大学学报，2013，42（6）.

求层次理论中必要的层次，大多数研究会将自我超越需求合并至自我实现需求当中。①

需求层次理论呈三角形分布，从底部向上逐步递进满足，先满足低级需求然后满足更高层次的需求，但各层次需求并不是彼此孤立存在，而是同时存在，只不过只有在满足上一层次需求的基础上才能更好地满足下一层次的需求。例如，在温饱问题都得不到满足的基础上谈价值需求是没有意义的。

（一）生理需求

生理需求，简而言之，就是满足生理因素的所有需求。人类作为生活在社会环境中的生物，首先需满足最基本的衣食住行的需求，满足人作为人类本身的动物性的需求。人只有满足基本的生存和生活需求，才能开始探索其他的需求。

（二）安全需求

人类在解决基本的生理需求后，需要满足基本的生存条件，需要处于一个安全的环境，需要满足人身安全、物质安全等基本的安全条件。处在一个没有生命威胁的环境是人能成为最基本的公民的条件。

（三）归属和爱的需求

人类和其他自然界的动物不一样，具有更丰富的情感。人际交往中的基本情感包括亲情、友情、爱情。一个健康的人需要同时具备这三种情感，缺少任何一种都是不完整的。

---

① 刘烨. 马斯洛的人本哲学［M］. 呼伦贝尔：内蒙古文化出版社，2008.

（四）尊重需求

尊重包括自尊与他尊。人类需要有基本的自尊心，树立自己为人处世的准则，时刻提醒自己，任何事的处理要以不违背自己的自尊心为前提，只有先尊重自己才能赢得别人的尊重。

（五）自我实现需求

人只有在成为一个足够优秀的人之后，才会产生自我实现的需求。这需要人的心灵与思想都达到一定境界。自我要求过低的人是不会产生自我实现需求的。

一般情况下，需求层次理论会逐层递升，但也许会出现某一层次需求的缺失，不同的个体会有不同的情况。

二、计划行为理论

计划行为理论（Theory of Planned Behavior，TPB）是在美国学者 Fishbein 和 Ajzen 于 1975 年提出的理性行为理论（Theory of Reasoned Action，TRA）的基础上演变而来的。理性行为理论主要用于分析态度如何有意识地影响个体行为，关注基于认知信息的态度形成过程，其基本假设是认为人是理性的，在做出某一行为前会综合各种信息来考虑自身行为的意义和后果（图3-4）。

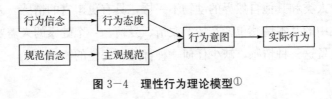

图3-4 理性行为理论模型①

---

① Ajzen I，Fishbein M. Belief，attitude，intention and behavior：an introduction to theory and research [M]. Boston，US：Addsion-Wesley，1975.

计划行为理论与理性行为理论最大的不同之处，是计划行为理论克服了理性行为理论无法合理解释非完全由意志控制行为的限制，将代表其他非理性因素的行为控制知觉（Perceived Control Belief，PBC）变量加入原有理论架构中。因此，计划行为理论在分析行为意图与实际行为时，除了受到"行为信念""规范信念"影响外，还受到"控制信念"的影响。

计划行为理论是一种用于解释个体在无法完全控制自己行为的情况下的态度、行动意向和行为的理论。

（一）行为信念（Behavior Beliefs）

行为信念将感兴趣的行为与预期的结果和经历联系起来。行为信念是指行为产生给定结果或经验的主观概率。虽然一个人可能对任何行为都有许多行为信念，但在给定的时刻，只有相对较少的行为信念很容易获得。

（二）规范信念（Normative Beliefs）

规范信念指个体对于重要参照群体（如配偶、家人、朋友、老师、医生、公司领导和同事等）对其参与某种行为的感知压力。规范信念分为两种类型：禁令性规范信念和描述性规范信念。禁令性规范信念反映了重要参照群体鼓励某种行为的主观可能性，而描述性规范信念则反映了参照群体自身实施该行为的主观可能性。规范信念与个体对重要参照群体的重视程度共同决定了主观规范的普遍性。具体来说，每个参照群体对个体的重要性与该群体鼓励行为或可能实施所述行为的主观概率成正比，这有助于形成个体的主观规范。因此，规范信念对个体行为具有显著影响，它能够影响个体是否遵循特定的行为规范。

（三）控制信念（Control Beliefs）

控制信念与人对可能促进或阻碍行为表现的因素的感知相关。我们假设，这些控制信念，结合每个控制因素的感知力量，决定了普遍的感知行为控制。具体来说，每个控制因素对阻碍或促进行为表现的感知能力，有助于感知的行为控制，与人的控制因素存在的主观概率成正比。

（四）行为态度（Attitude toward the Behavior）

对一种行为的态度是指该行为的表现被积极或消极地重视的程度。根据期望-价值模型，对一个行为的态度是由一个人全部可访问的行为信念决定的。具体来说，每个行为信念的强度通过对结果或经验的评估进行加权，并将产生聚合。

（五）主观规范（Subjective Norm）

主观规范是指参与或不参与某一行为感知的社会压力。通过类比态度的期望值模型，假设主观规范是由关于重要社会参照人的期望和行为的全部可接近的规范信念所决定的。具体来说，每个规范信念的强度被参照物对个体的重要性所加权，并且乘积被聚合。

（六）感知行为控制（Perceived Behavioral Control）

感知行为控制指的是人们对自己执行特定行为的能力的感知。与期望-价值模型相似，假设感知行为控制是由全部可达的控制信念决定的，即对可能促进或阻碍行为表现的因素的信念。具体来说，每个控制信念的强度由控制因子的感知功率加权，乘积被聚合。在某种程度上，它是实际行为控制的准确反映，感知行为控制可以与意图一起被用来预测行为。

（七）行为意图（Behavior Intention）

行为意图是一个人是否准备好执行某一特定行为的指示，它被认为是行为的直接前因。行为意图是基于对行为的态度和主观规范，每一个都加权其与行为和感兴趣的人群之间的重要性。感知行为控制调节了态度和主观规范对行为意图的影响，以及行为意图对行为的影响。

（八）实际行为（Behavior）

实际行为是在特定情况下对特定目标的明显的、可观察到的反应。单一的实际行为观察可以跨上下文和时间聚合，以产生更广泛的代表性行为测量。在计划行为理论中，行为是一个兼容的意图和对行为控制感知的功能。感知到的行为控制——作为实际控制的代理——有望调节意图对行为的影响，这样，只有当感知到的行为控制很强时，有利的意图才会产生行为。

（九）实际行为控制（Actual Behavioral Control）

一种行为的成功表现不仅取决于有利的意图，还取决于足够程度的行为控制。实际行为控制是指一个人拥有执行相关行为所需的技能、资源和其他先决条件的程度。在许多情况下，可能很难或不可能确定一个人的实际行为控制水平。然而，在感知行为控制是准确的程度上，它可以作为实际行为控制的代理，并用于预测行为。

这些行为起源于一定的个性化因素。计划行为理论相关因素包含以下方面：一是关于个体（Individual）方面的影响，包含个性（Personality）、情绪（Mood）、感情（Emotion）、智力（Intellectual）、价值观（Values）、刻板印象（Stereotypes）、经验（Experience）；二是关于社会（Social）方面的影响，包含教育（Education）、年龄（Age）、性别（Gender）、收入（Income）、宗教信仰（Religion）、民族（Race）、种族地位（Ethnicity）、文化（Culture）、法律（Laws）；三是信息方面的影响，包含知识（Knowledge）、媒介（Media）和干预（Intervention）等。①

三、媒介依赖理论

媒介依赖理论最初由鲍尔·洛基奇（Ball-Rokeach）和梅尔文·德弗勒（Melvin Defleur）在 1976 年合作发表的论文《大众传播媒介效果的依赖模式》中提出，为阐述媒介效果提供一个新的视角，以更好地解释媒介为何具有影响力，以及这种影响力为何有时强大直接，有时则微弱间接。该理论在 1986 年鲍尔·洛基奇等主编的《媒介、受众与社会结构》一书中被进一步阐述，并在 1989 年德弗勒与鲍尔·洛基奇合著的《大众传播学绪论》中被拓展完善。②

（一）媒介依赖的定义

在媒介依赖理论中，媒介依赖被定义为一种关系，在这种关系中，一方需求的满足和目标的达到取决于另一方所拥有的资源。③ 该理论主要从宏观和微观两个层面对媒介与其他社会系统，以及个人与媒介之间的依赖关系进行了阐释（图 3-5）。

---

① Ajzen I. Theory of Planned Behavior [EB/OL]. http://people. umass. edu/aizen/tpb. background. html，2017-2-4.

② 张咏华. 一种独辟蹊径的大众传播效果理论——媒介系统依赖论评述［J］. 新闻大学，1997（1）.

③ Ball-Rokeach S J. The origins of individual madia-system dependency：A sociological framework ［J］Communication Research，1985，12.

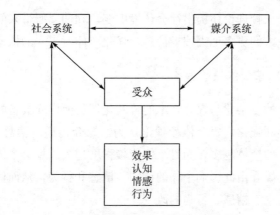

图 3-5　媒介依赖理论的效果概念模型

　　宏观层面，媒介依赖理论将媒介传播效果置于一个大的社会系统中进行考察，认为媒介系统为当代社会结构中的一个重要组成部分，认为大众传播的社会影响力解释应从媒介、受众、社会三者的关系中去寻找。媒介系统作为社会结构中必不可少的一部分，控制着三种信息资源：收集或创作信息的资源、处理信息的资源及传播信息的资源。而个人、群体、组织等其他社会系统为实现自身的目标，需依赖媒介的这些信息资源。媒介的影响力正源于这种依赖关系。[①]

　　微观层面，该理论也关注到了个体对媒介的依赖，主要着眼于以这种依赖关系来解释人们接收的媒介信息对于个人信念和行为所产生的影响。媒介依赖理论认为，个人在谋求生存与发展两种基本动机的驱使下，会形成理解、行为导向和娱乐三种目标。而个人需要依赖媒介控制的信息资源来实现这三种目标。[②] 此

---

　　①　张咏华. 一种独辟蹊径的大众传播效果理论——媒介系统依赖论评述［J］. 新闻大学，1997（1）.

　　②　张咏华. 一种独辟蹊径的大众传播效果理论——媒介系统依赖论评述［J］. 新闻大学，1997（1）.

外，媒介依赖理论还提出社会环境中变动和冲突所带来的不确定性会促使人们更多地去搜求信息，强化个体对媒介的依赖。①

（二）媒介依赖的影响

社会的复杂化与媒介技术的普及化，促使媒介具备的独特信息功能不断强化。媒介依赖理论认为，媒介传递的信息越丰富，依赖媒介的个体越多，而且个体依赖程度越大。社会个体依赖信息资源，媒介由此影响个体的认知、情感和行为，从而促成个体特定的信念、情感、行为的改变。

媒介依赖理论认为个体对媒介的依赖关系能够影响媒介信息对个体所产生的效果。个体对提供特定信息的媒介依赖性越大，媒介在个体活动中所扮演的角色就越重要，媒介信息改变其认知、情感和行为的可能性也就越大。② 鲍尔·洛基奇等曾提出，个体的媒介依赖性越强，在媒介接触时对媒介信息的注意力就会越高，个体所受到的媒介信息影响也越强，并且在接触到媒介信息后个体也越可能对该信息进行后续传播，进而提高媒介信息产生的影响。③ 当个体社会现实能为个体的理解、表现等提供适当的框架，媒介信息可能很少或根本没有改变个体的认知、信念和行为，反而可能加强个体现有的信念或行为方式。相反，当个体的社会现实若没有为个体的理解、表现等提供适当的框架，个体则会依赖于接收到的媒介信息，此时媒介信息可能对个体信念或行为等产生更改效果。因此，对个体所处社会现实环境与个体对

① 鲍尔·洛基奇，郑朱泳，王斌. 从"媒介系统依赖"到"传播机体"——"媒介系统依赖论"发展回顾及新概念 [J]. 国际新闻界，2004（2）.

② Ball－Rokrach S J，Defleur ML. A dependency model of mass－media effects [J]. Communication Research—An Interantional Quarterly，1976，3（1）.

③ Ball－Rokeach S J，Rokeach M，Grube J W. The great American values test：Influencing behavior and belief through television [M]. New York：Free Press，1984.

媒介的相对依赖程度，均须考虑使用媒介信息资源的影响力进行解释和预测。[①]

个体对媒介的依赖程度取决于两个要素：一是媒介提供特定信息的功能，这一功能对于社会或个人来说处于相对中心的地位。如果媒介提供给个人或社会的可用性资源比例很高且作用重要，这就更加深个人或社会对媒介的需求与依赖。二是社会上的结构性冲突和变动。若社会发生冲突和变动，那么此时媒介对个体或社会的影响效果更强烈，个体或社会对媒介的依赖也随之增强。当个体所处环境状况发生的改变增多，个体或社会需要面对的各类冲突及自身的不稳定波动亦会增长。这种不确定性促使人们搜寻信息去了解社会中正在发生的事情，而媒介系统拥有丰富的信息，正是信息搜寻活动的一个必要资源。[②] 与此相对，当个体或社会面对的是一个稳定、安全且持续的社会环境，他们对媒介的依赖也会随之降低。[③] 因此，媒介系统的影响力取决于媒介信息资源的稀有性、媒介信息资源对于个人目标实现的必要性及关键性。[④]

（三）媒介依赖的作用

鲍尔·洛基奇等总结媒介依赖理论时提出，媒介系统控制的三类信息资源都会形成依赖关系。一是收集或创造信息的资源，如记者采集到的人们需要或者希望知道的有关人和事件的信息。

---

① Ball-Rokrach S J, Defleur M L. A dependency model of mass-media effects [J]. Communication Research—An Interantional Quarterly，1976，3（1）.

② 史梁. 基于媒介系统依赖理论的本地互联网与城市社区归属感研究 [D]. 合肥：中国科学技术大学，2016.

③ Ball-Rokrach S J, Defleur M L. A dependency model of mass-media effects [J]. Communication Research—An Interantional Quarterly，1976，3（1）.

④ 史梁. 基于媒介系统依赖理论的本地互联网与城市社区归属感研究 [D]. 合肥：中国科学技术大学，2016.

二是处理资源，即统计或创造数据对象并加以改造。三是传播资源，即把信息资源送达受众的能力。[①] 个体根据外部环境与自身的契合程度，确立理解、行为导向和娱乐的自身目标，每种目标又再细分为结构性与个体性，主要表现为六种个人与媒介系统的依赖关系（表3-2）。

表3-2 个人与媒介系统的依赖关系

目标类型	理解依赖	行为导向依赖	娱乐依赖
个体性	自我理解：通过媒介获取信息后对自身感知、行为的认识和阐释	行动定向：通过媒介获取信息后产生的各种行为决定	单独娱乐：通过媒介中音乐、节目等进行消遣
结构性	社会理解：通过媒介获取信息和阐释社会事件和经济文化等	互动定向：通过媒介获取处理社会与个人关系等提示	社交娱乐：与亲朋好友共享节目等媒介资源

无论是社会、群体还是个人（包括个体的认知、情感、行为等），媒介对其影响力都与其所覆盖和能支配的稀缺资源紧密相关。媒介依赖理论从认知、使用、最后产生依赖的过程，解释了个体对媒介的依赖及媒介对个体的影响力。

四、医患社会角色理论

塔尔科特·帕森斯提出医患社会角色理论来描述医患关系的角色分工和功能。[②] 根据这个模型，医生被视为专业人士，具备专业的知识、技能和经验，负责进行诊断、制订治疗方案，并向患者提供相关的医疗建议。医生在这种关系中扮演着权威性和指导性的角色，他们对医学领域的专业知识和决策负有责任。而患

---

① 史梁. 基于媒介系统依赖理论的本地互联网与城市社区归属感研究［D］. 合肥：中国科学技术大学，2016.

② Parsons T. Illness and the role of the physician: a sociological perspective［J］. Am J Orthopsychiatry, 1951, 21 (3).

者则被视为需要提供医疗帮助的对象，在这种模型下，患者通常处于被动接受和遵从医生指示的角色。患者依赖医生的知识和专业指导来解决自己的健康问题，他们通过向医生提供症状和病史等信息来协助医生进行诊断和治疗。

在医患社会角色理论中，医生在医疗过程中扮演的角色主要有四个特点。

第一，医生被认为应当尽一切所能去帮助患者。"为了患者的幸福健康"是医生崇高的职责，特别需要强调的是，医生的职业道德使他们需要注意与"商业主义"保持距离，时刻警惕那种将谋取商业利益的行为合法化的观念。

第二，在医生面前，患者获准可以表达出自己被抑制的愿望和想法，医生能够给予患者一定程度的自我表达的自由。

第三，当患者表达出自己的愿望和想法时，医生应避免自己的"反移情"（Countertransference），即对患者表现出过分的关切或者厌恶的情绪。

第四，医生因受到严格职业训练而享有威望，因其具有医学专业技能而被赋予权威，因此他对患者的治疗过程全权负责。

医患社会角色理论认为，医生角色独立于心理疗法之外，并不重视患者的情绪和心理活动在治疗过程中的影响。同时，医患社会角色理论认为疾病并不是一种孤立的社会现象，如果只对医生与患者的角色关系进行分析，那不过是管中窥豹，医患关系实际上编织在了社会意义之网中，它不过是一种普遍现象的特殊化形态。

医患社会角色理论强调了医生和患者之间的不对称性和专业性分工，医生作为专业人士拥有相对更多的权威性和决策权，而患者则需要依赖医生的指导来获取适当的医疗服务。

五、医疗信息不对称理论

舍曼·富兰德（Sherman Folland）在他的研究中探讨了医疗市场中的信息不对称问题对供需关系和价格的影响。在医疗市场中，医生通常拥有更多的医学知识和技能，而患者相对缺乏相关信息，这导致了信息不对称。根据舍曼·富兰德的观点，信息不对称使得医生在医疗市场上具有更大的议价能力和定价权。医生通过控制医学知识和信息的流动，可以对患者提供所需的诊断、治疗和建议，并确定价格。患者由于缺乏相关的医学知识和信息，往往无法有效地评估医疗服务的质量和价值。这种信息不对称导致了医生在医疗市场上具有较高的权威性和主动性，而患者则处于相对被动的角色。患者可能面临选择困难、信任问题及不确定性，因为他们必须依赖医生的建议和决策。

舍曼·富兰德的研究也指出，信息不对称会影响医疗市场中价格形成的过程。医生可以通过控制信息流动来操纵市场供求关系，并对医疗服务收取较高的费用。因此，信息不对称使得医生之间的收费差异明显大于其他市场中同类服务的收费差异。

关于医疗信息不对称理论的相关研究还包括弗雷德森（Freidson）在他的著作《职业的崛起和垄断》中首次引入的医患关系中的矛盾概念，这对于塔尔科特·帕森斯的医患社会角色理论构成了巨大的挑战。弗雷德森的研究揭示了医患关系中存在的一些复杂性和矛盾之处。弗雷德森认为，医生与患者之间的关系不仅是权威性和专业性的，还受到其他因素的影响，如经济、政治和社会力量。他指出，医生和患者之间存在着潜在的权力冲突，医生可能通过控制信息和资源来维持其专业地位和经济利益。此外，弗雷德森还观察到医生和患者之间的互动并不总是基于理性和专业知识，而是受到情感、社会和文化因素的影响。他认为，医患关系中的矛盾和不对称性可能导致医患沟通的困难。

Akira Kurimoto 提出了一个观点，即由于患者缺乏选择的机会和信息通路，他们在医疗体系中会处于不利地位。这个观点强调了医疗领域中存在的信息不对称问题。通常情况下，医生作为专业人士拥有更多的医学知识和技能，而患者则相对缺乏相关知识和技能。这种信息不对称导致了患者在做出医疗决策时处于劣势位置。患者缺乏选择的机会可能涉及以下方面：①限制的医疗选择。根据某些因素，如地理位置、保险覆盖范围或医疗资源的分布，患者可能只能选择有限的医疗服务提供者。这限制了他们的选择权并使其处于不利地位。②信息缺乏透明度。患者可能无法获得关于医生、医院或治疗选项的全面、准确和可靠的信息。信息缺乏透明度使得患者难以评估不同医疗选择的质量、效果和费用，并且可能无法做出最佳决策。③依赖医生的建议。由于医疗知识和技能的不平衡，患者往往更倾向于依赖医生的建议和决策。这种依赖性可能导致患者无法真正参与医疗决策过程，而是被动地接受医生的意见。

随着技术的发展，医患关系发生了巨大变化。如今网络环境下的医患关系让沟通变得多元化，沟通障碍及误解误读也更加容易产生。因此，无论是医学界还是大众媒介，都在提倡医患双方需要相互理解与有效对话，"让医患双方多一点理解，多一点相互支持，多一点信任，多一点宽容"。①

---

① 杜治政. 关于两起恶性医患纠纷事件的思考［J］. 中国医学伦理学，2002(1).

第四章 心理因素与网络谣言

章节目标

- 了解网络谣言传播主体的心理因素。
- 探讨心理因素与网络谣言之间的关系。

章节导论

日常生活中，人会接触到各种各样的现象：有自然现象，如彩虹、地震、流水等；有社会现象，如追星；还有一些心理现象，如看到壮丽的山水美景，会感觉心旷神怡、心情舒畅。心理现象（Psychological Phenomena）是从个体心理活动的表现形式，一般把心理现象分为两类，即心理过程和个性特征。

网络谣言的传播是自发性与诱发性的杂糅，即存在自发主动传谣和被动诱发传谣两种情况。个体传播网络谣言有明显利己性，而较为隐蔽的是，传播谣言还可能归因于个体或群体的利他特质；"个体记忆""集体记忆""事件记忆"伴随并影响着谣言传播的整个过程，谣传具备极强的潜伏性与记忆性；无论哪一种类型的网络谣言，都是从个人化演变到普遍化，是从个人议题到大众传播的整合。

第一节 心理过程

心理过程包括认知过程、情感过程与意志过程。认知过程是人获得信息及信息加工和处理的过程，包括感觉、知觉、注意、记忆、思维、想象和表象等；人在认知客观事物的时候，由于客观事物的不同、客观事物与人的关系不同，人对客观事物会产生不同的态度或体验，如满意或不满意、愉快或不愉快等，这些复杂多样的态度或体验成为情绪和情感。产生态度或体验的过程就是情感过程。人不仅能认识事物，体验对事物的态度，而且还能为了满足某种需要，自觉地确定目的，制订计划，克服困难，努力达到目的，这就是人的意志过程。[①]

一、认知过程

认知过程（Cognitive Process）是指人们获得知识或应用知识的过程，或信息加工的过程，是人基本的心理过程，包括感觉、知觉、注意、记忆、思维、想象和表象等。大脑接受外界输入的信息，经过大脑的加工处理转化成内在的心理活动，进而再支配人的行为，这个过程就是信息加工的过程，也就是认知过程。在认知过程中思维是核心。

（一）感觉

感觉（Sensation）是大脑对直接作用于感觉器官的客观事物的个别属性的反映，是最基本的认知过程。感觉是我们认识客观事物的第一步，给我们提供了内外环境的信息，保证了机体与

---

① 姚树桥，杨艳杰. 医学心理学［M］. 7版. 北京：人民卫生出版社，2023.

环境的信息平衡，是一切较高级、较复杂的心理现象（如思维、记忆）的基础。根据刺激的来源，感觉可分为外部感觉（External Sensation）和内部感觉（Internal Sensation）。外部感觉是由外部刺激作用于感觉器官引起的感觉，包括视觉、听觉、嗅觉、味觉和皮肤觉。内部感觉是由机体内部的刺激所引起的感觉，包括运动觉、平衡觉、内脏感觉（饥渴、饱胀、窒息等）。

（二）知觉

知觉（Perception）是大脑对直接作用于感觉器官的客观事物的整体属性的反映，是一系列组织并解释外界客体和事件产生的感觉信息的加工过程。根据知觉反映的客观事物的特性的不同，我们可以把知觉分为空间知觉、时间知觉和运动知觉。

感觉与知觉是人认识客观事物的初级阶段，是人的心理活动的基础。人们通过感觉可以认识事物的个体部分或个别属性，而通过知觉能够把由各种感觉通道所获得的感觉信息进行整合以获得对事物整体的认识。人的感觉的产生更多地受客观刺激的影响，而知觉的产生除了受客观刺激的影响外，还在很大程度上受个人经验等主观因素的制约。

（三）注意

注意（Attention）是心理活动对一定对象的指向和集中。指向和集中都是注意的基本特征。注意通常分为无意注意、有意注意、有意后注意。

（四）记忆

记忆（Memory）是指在大脑中积累和保持个体经验的心理过程。从信息加工的观点看，记忆是大脑对外界输入的信息进行编码、储存和提取的过程。根据分类标准的不同，记忆可以分为不同的类型。根据内容不同，记忆可分为形象记忆、逻辑记忆、情绪记忆和运动记忆；根据信息保持时间的长短，记忆可分为瞬时记忆、短时记忆和长时记忆；根据时空关系，记忆可分为情景记忆和语义记忆；根据获得方式，记忆可分为陈述性记忆和程序性记忆等。记忆的基本过程包括识记、保持、再认和再现（回忆）。遗忘是与记忆相对应的一个概念。记忆的内容不能保持或提出时有困难称为遗忘。遗忘可分为暂时性遗忘和永久性遗忘。

（五）思维

思维（Thinking）是大脑间接地、概括地对客观事物的反映。人的思维是借助概念、表象和动作，在感性认识的基础上认识事物的一般和本质的特征和规律性联系的心理过程。间接性和概括性是思维过程的主要特征。思维根据思维方式可分为动作思维、形象思维及抽象思维，根据思维指向性可分为聚合思维、发散思维，根据思维的独立性程度可分为常规思维、创新性思维等。

（六）想象和表象

想象（Imagination）是对大脑中已有表象进行加工改造，形成新形象的过程。想象有形象性和新颖性的特点，是一种创造性地反馈客观现实的形式。想象是创造新观念的源泉，具有预见的作用，能预见活动的结果，指导人们活动进行的方向。根据产生想象时有无明确的目的性，可以把想象划分为有意想象和无意想象。

表象（Representation）是指曾经感知过的事物在大脑中留下的印象。表象是想象的素材，但想象不是表象的简单再现，而是对表象进行加工改造、重新组合形成新形象的过程。表象具有直观性、概括性和可操作性的特点。

二、情感过程

情感，即情绪（Emotion）和情感（Affection），是指人对客观事物的态度体验，是人的需要是否得到满足的反映。情绪和情感是人们对客观事物的一种反映形式，客观事物是产生情绪、情感的源泉，离开客观事物，情绪、情感就成了无源之水。客观事物与人的需要之间的关系，又决定了人对客观事物的态度，人对这种关系进行反馈的形式则是体验和感受。

对情绪进行分类的方法很多，我国最早的情绪分类思想可能源于《礼记》，其中记载人的情绪有"七情"，即喜、怒、哀、乐、爱、恶、欲。从生物进化的角度，人的情绪分为基本情绪和复合情绪。基本情绪是人与动物共有的，每种基本情绪都具有独立的神经生理机制、内部体验和外部表现，并有不同的适应功能。20世纪70年代初，美国心理学家伊扎德（Izard）用因素分析的方法提出人类的基本情绪有11种，即兴趣、惊奇、痛苦、厌恶、愉快、愤怒、恐惧、悲伤、害羞、轻蔑和自罪感等。

情绪往往通过表情（Emotional Expression）来体现，即面部表情、身段表情和言语表情。面部表情（Face Expression）通过眼睛、颜面和口部肌肉的变化来表现各种情绪状态；身段表情（Body Expression）指情绪发生时身体各部分呈现的姿态，通常称为"体态"表现，其中手势（Gesture）是一种重要的身段表情，通常和言语一起使用来表达人的某种思想感情；言语表情（Language Expression）指情绪发生时在语音和语调、节奏和语速等方面的变化，是人类特有的表达情绪的手段。

关于情绪也有着不同的理论，包括詹姆士－兰格的情绪外周理论、坎农－巴德的情绪丘脑理论、阿诺德的评定－兴奋理论等。

三、意志过程

意志（Willing）是指人们自觉地确定目标，有意识地支配、调节行为，通过克服困难以实现预定目标的心理过程。意志作为人的重要的精神力量，对人的活动有着最直接的影响。

明确的目的性是意志过程的前提，克服困难是意志过程的核心，人的随意活动是意志过程的基础。这些构成了人的意志过程。

意志过程和认识过程、情感过程共同构成了人的心理过程，它们从不同方面反映了心理过程的不同特征，认知是基础、情感是动力、意志是保证，三者之间相互联系、相互影响。

第二节　网络谣言中的社会心理

俗语说"事实胜于雄辩"，但当下由于算法推荐、社交机器人等新技术的广泛应用，网络传播环境更多地显现为"雄辩胜于事实"，即人们把情感和感觉放在首位，证据、事实和真相沦为次要，甚至出现诉诸情感及个人信念较陈述客观事实更能影响舆论的情况。在社交媒体盛行的当下，事实之于舆论的引导力不似以往，而情感和个人信仰在舆论中的引导力大增。这里并不是说"真相"本身发生了什么变化，而是舆论对于"真相"的态度发生了转变。"真相"没有被篡改，也没有被质疑，只是变得次要了。

一、"玫瑰色"网络谣言与"黑色"网络谣言及其社会心理

这里的"玫瑰色"与"黑色"代表着两种社会心理，"玫瑰

色"指对正在发生的事情的发展有一种积极、美好的期待;"黑色"指认为正在发生的事情必定是灾难性和毁灭性的,对其发展预判带有消极、负面情绪的心理状态。"玫瑰色"与"黑色"网络谣言可以是完全独立的社会事件,还可能涉及同一个谣言传播案例。当社会整体情绪呈悲观状况时,"玫瑰色"网络谣言也可能向"黑色"网络谣言转化。

Hart 提到"玫瑰色"谣言是由人类所创造的一个令人愉快的幻觉世界,在其中人们的愿望和渴望得到了充分满足。[①] Knapp 提出的"白日梦"型谣言(Pipe-Dream Rumors)即"玫瑰色"谣言,通常不具有或较少具有破坏性,人们对其传播只是为表达期望或期许美好未来。[②] Kwon 等发现,这样的谣言包含着诸如满足感和幸福感之类的积极情绪。[③] Michelson 和 Mouly 表明,"白日梦"或愿望实现型谣言,在很大程度上表达了传播者的希望。[④] 突发事件的发生,往往带给人们极大的震惊。"玫瑰色"网络谣言由人们的内心需求演化而来,包含期许、愿望,在网络空间诞生、流转与扩散。[⑤]

"玫瑰色"网络谣言表达的是大众对未来的美好期许,具有社会影响度高、传播范围广等典型特征。"玫瑰色"网络谣言为"领先的预言",不属于社会危害性较强、极具破坏性的网络谣言,具有谣言变"真言"的鲜明特点。"玫瑰色"网络谣言的传

① Hart B B. The psychology of rumor [J]. Proc R Soc Med, 1916, 9 (Sect Psych).

② 郭小安. 当代中国网络谣言的社会心理研究 [M]. 北京:中国社会科学出版社, 2015.

③ Kwon S, Cha M, Jung K, et al. Aspects of rumor spreading on a microblog network [M]. Cham: Springer, 2013.

④ Michelson G, Mouly S. Rumour and gossip in organisations: A conceptual study [J]. Management Decision, 2000, 38 (5).

⑤ 蒋彧捷, 余建华. "玫瑰色"网络谣言的传播与管控 [N]. 传媒观察, 2021-06-10.

播经历了这样的一个社会心理过程：突发因素引起心理失衡—不安的群体获取社会共识—"网络意见引领者"行动动员—压抑的社会环境诱发焦虑—传播畸变谣言寻求期望—"官宣"而谣言成真—预备新的社会诉求。在短短的传播期，谣言在"一键转发"下传播度呈几何级数增长，网络技术的蓬勃发展为谣言滋生提供了肥沃的土壤。

当谣言带上"黑色"的帽子，其感情色调则偏向消极。与"玫瑰色"谣言的"红"相对，"黑色"谣言的内容多为坏事或灾害。[①] Difonzo 等研究证实，"黑色"谣言多指一种未经证实的关于某些负面（可怕的和恐惧的）结果的声明。[②] Rosnow 和 Peterson 等在对谣言分类时，都曾提到带有恶意动机的"黑色"谣言，他们认为，犹如 Knapp 分类 的"楔子型谣言"，其如同"楔子"嵌入群体引发矛盾与对抗，进而达到离间群体的目的。可以说，传统的"黑色"谣言借助网络技术滋生，具有消极性、极强传播性、社会危害性的特点。

二、网络谣言传播中的心理特征

（一）好奇心

人们天然地对奇特的、与众不同的东西充满好奇，网络谣言恰好满足了人们的这种心理。网络谣言的文本通常以一种制作成本低、易模仿改造的另类故事的形式出现。对于受众来说，网络谣言的文本远比事实更精彩、更新奇，并且网络谣言文本还能让人们随意地更改、添加内容，从而组装出新的、属于自己的"新

---

① 郭小安. 当代中国网络谣言的社会心理研究 [M]. 北京：中国社会科学出版社，2015.

② Difonzo N，Robinson N M，Suls J M，et al. Rumors about cancer：Content，sources，coping，transmission and belief [J]. J Health Commun，2012，17（9）.

奇性"文本，这为信谣传谣者提供了"添油加醋"的创作空间，使得谣言更易"激活"人们的情绪，从而造成网络谣言的强传播力。此外，网络谣言起因于信息的"模糊性"。信息的"模糊性"一方面是由于当事方对真相的有意遮蔽，另一方面是由于传播渠道不足或未及时发声占领信息制高点。信息的模糊与状态不明更容易激发人们的好奇心，处于信息真空地带的人们就会转向流言寻找答案，围绕该事件的谣言就越容易传播和扩散。

（二）安全心理

当社会处于危机状态的时候，人们容易产生恐惧和紧张，在不安和忧虑中网络谣言更易于传播。一般来说，网络谣言的话题具有"重大性"与"切身性"特点，越重大、越与自身相关的话题就越会被大众关切，而当这些话题出现模糊性特征时，出于安全心理的需求大众会更倾向于相信网络谣言。此外，当人们共享一个话题时，会在人群中获得归属感，在满足了自身安全心理需求的同时，也会主动去分享这一话题。

（三）自我强化心理

心理学的自我强化包括"对自己盲目乐观、虚幻的优越感与自我服务式归因"。"对自己盲目乐观"使人们低估媒介、群体对自己的影响，即使已深受媒介、群体的影响，却依然认为自己没有受到影响。比如对于自身普遍存在的从众心理及行为缺乏觉察，这种"失察"使得即使自己在谣言话题上有从众倾向，甚至有信谣传谣的实质性响应行为时，也总会认为被群体洗脑的是别人，而不是那个"永远清醒"的"我"。"虚幻的优越感"使人们潜意识里认为自己比他人高明，如倾向于认为"别人会轻信谣言，但我不会"，在面对谣言话题时总是过分自信，认为自己有足够的分辨力，不会为谣言所惑，更不会成为谣言传播者。"自我服务式归因"使人们倾向于在好事面前夸大自己的作用，在坏事面前推诿自己的责任。这种心理特征使得人们在面对谣言话题时往往会放大既往经历中"不信谣不传谣"的经历，而对自己"信谣传谣"的经历选择性忽略，这种"自我服务式归因"的心理倾向削弱了人们面对谣言话题时的明辨与甄别动因。

（四）从众心理

社交媒体时代，社会话题的传播与讨论是个体社会交往的重要组成部分，个体为了社交需求，主动参与到这些话题的讨论中以获得与群体的同步。此外，在实现社会交往的同时，大家通过共享一个"热点话题"（即使这个热点话题是个谣言）与"话题讨论"，在某种程度上也完成了观点与态度上的归属。从众心理使得大众在谣言话题分享过程中的心理渐渐趋同，网络谣言因此在群体中传播起来"毫不费力"。

第二部分

核心议题

第五章　健康谣言在医患传播中的传播模式

章节目标

- 从受众角度阐述健康谣言在医患传播中的传播模式。
- 介绍健康信念模式、社会认知理论与健康谣言的关系。
- 探讨流行病传播模型及免疫机制模式在健康谣言传播中的运用。

章节导论

医疗信息指有关健康、疾病和医学的各种数据、知识和观点。它包括了关于疾病预防、诊断、治疗和康复的信息，以及促进健康和改善医疗保健的相关信息。在这些过程中，都离不开人与人之间的信息沟通与传播。"疫苗中的水银会导致儿童患上自闭症""麻疹－腮腺炎－风疹（MMR）疫苗会导致儿童患上自闭症和肠道疾病，并引发癌症""高剂量维生素 C 可以治愈或预防癌症"等健康谣言的传播，说明了健康谣言对大众健康的潜在危害，以及重要的科学研究和权威机构的作用。这些健康谣言在医疗传播中有着一定的传播模式。

本章将介绍社会学中的社会认知理论、护理学中的健康信念模式、预防医学中的流行病传播模型与免疫机制模式等，试图通过这些模型与理论，解读健康谣言在医患传播中的传播模式，发现辟除健康谣言的新方式。

第一节　媒介的"使用与满足"

　　大众对媒介的选择，一定程度上决定了大众对媒介内容的认知度。《人民的选择》是保罗·拉扎斯菲尔德（Paul Lazarsfeld）等在 1940 年美国总统大选期间，围绕大众传播的竞选宣传对选民投票意向的影响所做的一项实证调查的研究报告。该报告分析得出了对整个传播学研究产生重大影响的一系列假说，其中最为人熟知的是"选择性接触"假说，即人们的既有政治倾向在很大程度上影响着他们的媒介接触行为。这说明，人们并不是不加区别地对待所有传播内容，而是更倾向于"选择"那些与自己的既有立场、态度一致或接近的内容进行接触。这种接触过程更容易在加强原有态度的方向上起作用，而不是导致它的改变。这也说明，当大众选择信任健康谣言的时候，想要改变他们既有的立场和态度，是一件十分困难的事情。但是随着大众媒介的不断发展，能施加个人影响力的"意见引领者"的出现，对健康谣言的辟除还是起到了一定的作用。

　　大众做出怎样的选择，决定了大众对媒介"使用与满足"的期盼。"使用与满足"理论是从广播、报纸、电视等媒介入手，对大众行为进行研究后得出的。其中，对电视媒介"使用与满足"研究有代表性的成果是麦奎尔于 1969 年开始的对电视节目的调查。与早期的研究不同，这项研究从概念操作、受众样本抽选到数据分析，都采用了一套严格的程序。调查范围包括新闻、知识竞赛、家庭连续剧、青年冒险电视剧等多种节目。这次调查不仅归纳了各类节目提供"满足"的不同特点，还总结了它们之间共通的四种基本效用类型[①]：

（1）心绪转换（Diversion）效用。电视节目可以提供消遣和娱乐，能够帮助人们"逃避"日常生活的压力和负担，带来情绪上的解放感。

（2）人际关系（Personal Relations）效用。这里的人际关系包括两种：一种是"拟态"人际关系，即观众对节目出场人物、主持人等产生的一种"熟人"或"朋友"的感觉；另一种是现实人际关系，即通过围绕节目内容的谈话，可以融洽家庭关系、建立社交圈子等。麦奎尔认为，"拟态"人际关系，同样可以在某种程度上满足人们对社会互动的心理需求。

（3）自我确认（Personal Identity）效用。电视节目中的人物、事件、状况、矛盾冲突的解决方法等，可以为观众提供自我评价的参考框架，这种比较能够引起观众对自身行为的反省，并在此基础上协调自己的观念和行为。

（4）环境监测（Surveillance）效用。通过观看电视节目，可以获得与自己的生活直接或间接相关的各种信息，及时把握环境的变化。麦奎尔发现，监测环境是人们观看新闻节目的主要动机，但其他类型的电视节目也可以在不同程度上满足人们的这种信息需求，如收看家庭连续剧同样能够使人感受到社会生活的状况及其变化。[②]

1974 年，传播学家伊莱休·卡茨（Elihu Katz）等在考虑社会条件因素的重要性的基础上，发表了《个人对大众传播的使用》一文，将媒介接触行为概括为一个"社会因素＋心理因素→媒介期待→媒介接触→需求满足"的因果连锁关系，提出了"使

① 郭庆光. 传播学教程［M］. 2 版. 北京：中国人民大学出版社，2011.

② McQuail D. Sociology of mass communication［M］. London：Penguin Books，1972.

用与满足"过程的基本模式。1977 年，日本学者竹内郁郎对这个模式做了若干补充（图 5-1）。

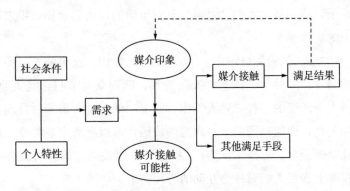

图 5-1 "使用与满足"过程的基本模式

该图的含义：①人们接触媒介的目的是满足他们的特定需求，这些需求具有一定的社会和个人心理起源。②实际媒介接触行为的发生需要两个条件，其一是媒介接触的可能性，即身边必须有电视机或报纸一类的物质条件，如果不具备这个条件，人们就会转向其他替代性的满足手段（如寂寞时去找人聊天等）；其二是媒介印象，即对媒介能否满足自己的现实需求的评价，它是在以往媒介接触经验的基础上形成的。③根据媒介印象，人们选择特定的媒介或内容开始具体的接触行为。④接触行为的结果可能有两种，即需求得到满足或没有得到满足。⑤无论满足与否，这一结果将影响到后来的媒介接触行为，人们会根据满足的结果来修正既有的媒介印象，在不同程度上改变对媒介的期待。

在内容的选择上，尤其是在健康谣言内容是否作为"真实信息"被传播的问题上，媒介起到了很大的作用。在大众媒介的作用下，"使用与满足"不再仅是对媒介使用是否满足需求的界定，还包括媒介使用后的内容是否能够满足大众的需求。健康谣言就是在大众选择媒介传播内容的过程中产生的，并深刻影响大众对媒介的使用、对内容"真伪"的选择。这里的"真伪"并不是指信息本身，而是大众思维中的"真伪"，它不一定表现为真实的信息。

第二节 健康信念模式与社会认知理论

健康信念模式（Health Belief Model，HBM）是一种有关健康决定的模式。此模式旨在解释人们对于某种疾病将要采取的健康相关行为，如解释预防性的疾病筛查或者对于疾病寻求治疗措施的行为。[①] 健康相关行为的选择，往往取决于个人的感知信念。健康信念模式中的自我效能等理论，在健康谣言的辟除中发挥一定作用。在提及健康信念模式时，不得不提到社会认知理论（Social Cognitive Theory，SCT），这个理论是人类的行为机制识别为认知因素、环境因素和行为因素的相互作用，为理解、预测和改变人类行为意愿提供了一个框架。[②] 健康谣言是否被大众确信，也取决于群体中个人的态度、认知及行为。一般来说，想要证明一件事情是谣言，尤其是日常所谓的"老人言""俗话说"等，需要反复多次进行辟除，甚至始终无法完全辟除。社会认知理论与健康信念模式的有机配合，能更好阐述健康谣言的特征，以及辟除健康谣言的基本方式。

一、健康信念模式

健康信念模式是美国社会心理学家霍克巴姆（Hochbaum）

---

① Gotay C C, Pagano I S. Assessment of Survivor Concerns（ASC）：a newly proposed brief questionnaire [J]. Health Qual Life Outcomes，2007，5 (1).

② Bandura A. Self－efficacy：toward a unifying theory of behavioral change [J]. Psychol Rev，1977，84 (2).

在 20 世纪 50 至 60 年代提出的。该模式以心理学为基础，由刺激理论和认知理论综合而成。健康信念主要有 6 个维度：感知易感性（Perceived Susceptibility）、感知严重性（Perceived Seriousness）、感知获益（Perceived Benefits）、感知障碍（Perceived Barriers）、自我效能（Self－Efficacy）和行动线索（Cue to Action）。这 6 个维度体现出健康信念在人的心理、社会行为方面的重要作用。健康信念模式遵循社会认知理论原则，突出信念对行为的主导作用，认为主观的心理过程是人们采取健康行为的基础。如果人们具有正确的健康信念，就会接受劝导，改变不良行为，采纳有益的健康促进行为。① 健康信念模式逐渐成为心理学、社会学和组织行为学等学科领域关注的重点，并催生了大量的相关研究。班杜拉所提出的自我效能指的是个体应对和处理环境事件的有效性②，其与个体自身拥有多少技能无关，而与其相信自身在不同情况下能做什么有关。因此，自我效能不是技能，而是个体对自身是否能利用自身所拥有的技能去完成某项特定任务的自信程度。

随着健康信念模式的发展，社会心理学家 Janz 和 Becker 把社会认知理论中的自我效能作为一个独立的变量融合到传统的健康信念模式中。③ 在健康信念模式中，自我效能是一种对自我能力的感知，它是主观的和可以被强化的。④ 自我效能，也被称为

---

① 包家明. 护理健康促进与健康教育 ［M］. 2 版. 杭州：浙江大学出版社，2018.

② 洪秀敏，庞丽娟. 论教师自我效能感的本质、结构与特征 ［J］. 教育科学，2006，4（22）.

③ Kimmick G，Edmond S N，Bosworth H B，et al. Medication taking behaviors among breast cancer survivors on adjuvant endocrine therapy ［J］. Breast，2015，24（5）.

④ Breet J，Boulto M，Fenlo D，et al. Adjuvant endocrine therapy after breast cancer：a qualitative study of factors associated with adherence ［J］. Patient Prefer Adherence，2018（12）.

代理或想象到的行为控制力（Perceived Behavioral Control），是指人们关于自己是否能够成功实施某种行为或实现预期效果的自我感觉或信念，而不是指一个人真正的能力或实现特定目标的能力。自我效能决定着人们是否愿意尝试或准备改变某种行为，缺乏自我效能是行为转变的主要障碍之一。人们的自我效能受到很多因素的影响，包括过去的经验或个人信念。传播活动的重要作用是增加人们的自我效能，提出清晰的指南，使特定的行为看起来更容易实现，或提供其他人成功改变的证据，或提供实用技能。①

根据健康信念模式，按照人们的态度和行为转变方式，健康谣言的传播也具备同样的特征。健康谣言一般都会经历初发期、扩散期、暴发期、控制期、反转期、再控制期、消减期（图 5－2）几个时期，其中反转期和再控制期，往往出现在具有不确定性、未知性及大众对该事件的不了解等因素的突发公共卫生事件引起的健康谣言中。

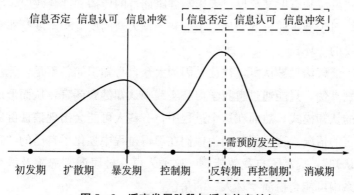

图 5－2　谣言发展阶段与谣言信息认知

---

① 田向阳. 健康传播学［M］. 北京：人民卫生出版社，2017.

在信息的传播过程中，大众往往对待信息或是认可，或是怀疑，或是全盘否定。健康谣言也不例外。一般来说，健康谣言在传播的过程中，会出现以下三种类型的结果。

谣言信息认可：大众在接收健康谣言后，由于自身知识的不完备或是对健康信息的需求，而选择相信并传播这些健康谣言。这种情况下，大众的自我效能较高，能够影响自己及周围社群的观念和行为。

谣言信息否定：大众在接收健康谣言后，能够理性地对其进行质疑和否定。这种情况下，大众的自我效能较高，不仅可有效屏蔽健康谣言对自己的影响，也能影响一定的社群。

谣言信息冲突：大众在接收健康谣言后，由于自身知识和信念的冲突，产生矛盾和困惑。这种情况下，大众的自我效能较低，无法有效地处理健康谣言带来的冲击。

总的来说，无论是谣言信息认可、谣言信息否定还是谣言信息冲突，都反映了大众在面对健康谣言时的不同反应和态度。而这些反应和态度又会反过来影响健康谣言的传播和社会效应。因此，对于健康谣言的治理，了解和干预大众的反应和态度是非常重要的一环。

谣言信息被认可，往往是因为大众自身知识储备不足，无法辨别真伪，只能通过自我学习和实践来认知健康谣言，从而形成新的认知模式。然而在这个过程中，有些人可能会出现信任健康谣言的情况。这可能是因为他们在习得过程中强化了自己的"正确认知"，提高了自我效能感。这类人群在健康谣言辟除及医患关系中可能会扮演"坏人"的角色。

当面对健康谣言时，人们的知识水平与健康谣言之间存在不对等。人们往往会因为"使用与满足"的心理因素而信任信息来源，进一步强化自己既有的思维方式，而否定相反的观点和证据。这种现象在社交媒体等公共平台上尤为明显，因为人们在交流和分享信息时很容易受到群体和"权威人士"的影响。

因此，对于个人而言，提高自身知识水平、培养批判性思维是避免被健康谣言误导、保持理性判断的关键；对于社会而言，加强媒体素养教育、推广科学知识传播也是减少健康谣言传播、提升公众理智判断能力必不可少的措施。

二、社会认知理论

社会认知理论是由阿尔伯特·班杜拉（Albert Bandura）提出的。20 世纪 80 年代之后，阿尔伯特·班杜拉开始关注引起人的思想和行为变化的环境因素及个人内部因素。在 1986 年出版的《思想和行动的社会基础：社会认知论》一书当中，他以社会认知观为基础，提出了人的动机、人的思想和人的行动的理论框架，对社会认知理论进行了全面的分析总结。[①]

根据社会认知理论的观点，人的行动机制既不是由内部的力量驱动，也不是被外部的刺激自动塑造和控制，而是可以通过三元交互决定论模型（图 5-3）解释。在交互的社会学习观点中，P 表示认知因素，B 表示行动因素，E 表示环境因素，双向箭头表示相互作用关系。行动因素、认知因素和环境因素都是相互作用的决定因素。

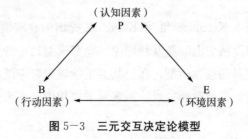

图 5-3　三元交互决定论模型

---

① 班杜拉 A. 思想和行动的社会基础：社会认知论 [M]. 上海：华东师范大学出版社，2001.

社会认知理论强调，社会环境下个体的行动、认知及环境三者之间形成动态关联，而且三者之间的交互强度并非完全相同，交互模式也会伴随各因素及社会环境的变化而变化。[①] 三者之间的交互作用包含以下几个方面：一是个体认知与行动的交互表现在人的认知可以作用于其行动，反之行动也将反作用于人的认知并进行再塑造；二是环境与行动的交互表现在个体或群体在不同的情景下将产生不同的行动方式，而不同的行动构成和影响着环境；三是个体认知和环境的交互表现在，个体认知借由环境进行检验和确认，由此在环境中不断调整迭代，而由个体认知形成的个人态度，也会作用于环境。

健康谣言可能会影响个体的健康信念模式，而自我效能和社会认知能力可以在一定程度上影响个体对谣言的识别和应对能力。提高自我效能和社会认知能力可以增强个体对健康谣言的抵抗力，并采取更加准确和科学的健康行为决策。

第三节 流行病传播模型

一、仓室模型

1927 年，Kermack 和 McKendrick 提出的仓室模型[②]是流行病传播模型发展史上的奠基性理论。仓室模型是一种用于描述疾病传播和控制的概念模型，在公共卫生领域中被广泛应用，以帮助理解疾病的传播途径、风险因素及采取相应措施来控制疾病的

---

① 周涛，王超. 基于社会认知理论的知识型社区用户持续使用行为研究 [J]. 现代情报，2016，36（9）.

② Kermack W，McKendrick A. A contribution to the mathematical theory of epidemics [J]. Math Phy Sci，1927，115（772）.

有效性。该模型将人群分为不同的仓室或类别，每个仓室代表一种特定的状态或行为，并且这些仓室之间通过某种方式进行联系。常见的仓室如下。

易感者（Susceptible）：尚未被感染的人群，他们处于易感状态，可能会受到疾病传播的影响。

感染者（Infected）：已经感染疾病的人群，他们可以传播疾病给其他人。

康复者或免疫者（Recovered/Immune）：已经从疾病中康复的人群，他们具有对该疾病的免疫力。

暴露者（Exposed）：已经接触到病原体但尚未表现出症状的人群，他们可能在未来成为感染者。

死亡者（Dead）：因疾病而死亡的人群。

通过仓室模型，可以观察和分析不同仓室之间的转换过程，并基于这些信息来制定干预措施以控制疾病的传播。例如，疫苗接种可以提高人群的免疫力，将感染者转化为康复者或免疫者，从而减少易感者的数量。仓室模型是一个简化的描述，用于解释和理解疾病传播的基本原理，疾病传播的实际情况可能更加复杂，因此在制定公共卫生策略时需要综合考虑多个因素，包括疾病传染性、疫苗覆盖率、个人健康行为等。

总之，仓室模型作为一种简化的疾病传播和控制描述框架，正在不断发展和改进，以帮助我们理解和控制疾病的传播。结合实际数据和新的科学认识，我们可以更准确地预测和干预疾病传播，从而保护人民的健康和安全。

二、各类流行病传播模型

流行病传播模型是用来描述和预测传染病传播过程的数学模型。这些模型基于一定的假设和参数，以了解传染病在人群中的传播方式、速度和规模。SI 模型是经典的流行病传播模型，用以描述那些不可能治愈的疾病，或突然暴发尚缺乏有效控制的传染病。SI 模型[①]假设在疾病传播期内所考察地区的总人数 N 不变，时刻为 t，人群分为易感者（Susceptible，S）和传播者（Infected，I），这两类人在总人数中所占比例为 $S(t)$ 和 $I(t)$。于是在单位时间内每个患者每天有效接触的平均人数是常数 a，a 又称为日接触率，当患者与健康者有效接触时，可使其患病。常见的流行病学传播模型包括 SIR 模型、SIS 模型和 SIRS 模型，它们都是建立在 SI 模型基础之上。

（一）SIS 模型

SIS 模型[②]是流行病传播模型中比较基础的一种，它是在 SI 模型的基础上考虑到已经患病的传播人群重新转化为易感人群的情况。SIS 模型主要包括两类人群：易感者（Susceptible，S）和传播者（Infected，I）。模型中 $S(t)$ 和 $I(t)$ 分别为时刻 t 的易感者和传播者占整个人群的比例，则有 $S(t)+I(t)=1$，同时易感者以概率 β 转化成为传播者，而传播者也会以概率 γ 转化为易感者。因此 SIS 模型可以用微分动力学方程组表示如下：

$$\begin{cases} \dfrac{\mathrm{d}S(t)}{\mathrm{d}t} = \gamma I(t) - \beta S(t)I(t) \\ \dfrac{\mathrm{d}I(t)}{\mathrm{d}t} = \beta S(t)I(t) - \gamma I(t) \end{cases}$$

从而有：

$$\frac{\mathrm{d}I(t)}{\mathrm{d}t} = \gamma I(t) + \beta I(t)(1 - I(t))$$

---

① 吕杨. 一类 SI 空间传染病模型的分支分析与斑图研究 [D]. 西安：陕西科技大学，2020.

② 潘德宇. 谣言传播模型与特征融合检测方法研究 [D]. 南京：南京邮电大学，2021.

对于大规模网络，假定一开始被感染的个体数目为 1。那么可以推得：

$$I(t) = \frac{I_0(\beta - \gamma)\, \mathrm{e}^{(\beta-\gamma)t}}{\beta - \gamma + \beta I_0\, \mathrm{e}^{(\beta-\gamma)t}}$$

当 $\lambda \triangleq \dfrac{\beta}{\gamma}$ 时，当 $\lambda < 1$ 时，$I(t)$ 指数下降趋于 0，意味着系统中该疾病不能扩散，即 $\lambda = 1$ 为系统的基本再生数。

（二）SIR 模型

SIR 模型[①]是在传染病学中研究最为广泛的一种模型，它的第一阶段仍与 SI 模型相同，不同的是考虑到传播者会以一定概率转变为免疫者。该模型主要包括三类人群：易感者（Susceptible，S）、传播者（Infected，I）和免疫者（Recovered，R）。模型中的 $S(t)$ 和 $I(t)$ 跟 SIS 模型一致，$R(t)$ 表示时刻 t 时的免疫者占整个人群的比例，有 $S(t) + I(t) + R(t) = 1$。易感者同样以概率 β 转化成为传播者，而与 SIS 模型不同的是，SIR 模型中的传播者以概率 γ 转化为免疫者。因此，SIR 模型可以用微分动力学方程组表示如下：

$$\begin{cases} \dfrac{\mathrm{d}S(t)}{\mathrm{d}t} = -\beta S(t) I(t) \\[2mm] \dfrac{\mathrm{d}I(t)}{\mathrm{d}t} = \beta S(t) I(t) - \gamma I(t) \\[2mm] \dfrac{\mathrm{d}R(t)}{\mathrm{d}t} = \gamma I(t) \end{cases}$$

解方程组可得：

---

① 潘德宇. 谣言传播模型与特征融合检测方法研究 [D]. 南京：南京邮电大学，2021.

$$\frac{1}{S(t)}\frac{\mathrm{d}S(t)}{\mathrm{d}t} = -\frac{\beta}{\gamma}\frac{\mathrm{d}R(t)}{\mathrm{d}t}$$

两边积分可得：

$$S(t) = S_0 \mathrm{e}^{-\frac{\beta}{\gamma}R(t)}, S_0 = S(0)$$

当系统稳定时，传播者全部转化为免疫者，可以得到近似稳态值为：

$$R(t) = 1 - S_0 \mathrm{e}^{-\frac{\beta}{\gamma}R(t)}$$

通常假设在这种状态下初始时只有极少数的个体作为易感者存在于系统中，传播者与免疫者的数量则为 0，记 $\lambda = \frac{\beta}{\gamma}$。$\lambda = 1$ 是 SIR 模型的传播临界值，如果 $\lambda < 1$，说明疾病无法在系统中传播；如果 $\lambda > 1$，说明疾病将在系统中大规模扩散。

（三）SIRS 模型

SIRS 模型[①]与 SIR 模型不同的是，它从传染病的角度考虑到了免疫者所获得的免疫力并不可能是永久的，所以该模型定义了免疫者会以一定概率重新转化为易感者。模型中包含的三类人群与 SIR 模型相同，分别是易感者（Susceptible，S）、传播者（Infected，I）和免疫者（Recovered，R）。$S(t)$、$I(t)$、$R(t)$ 分别表示时刻 t 时，易感者、传播者、免疫者分别占整个人群的比例，同样满足 $S(t) + I(t) + R(t) = 1$。此外，模型定义易感者以概率 α 转化为传播者，传播者又以概率 β 转化为免疫者，最后免疫者可以再以概率 γ 重新成为易感者。因此 SIRS 模型可以用微分动力学方程组表示如下：

---

① 潘德宇. 谣言传播模型与特征融合检测方法研究［D］. 南京：南京邮电大学，2021.

$$\begin{cases} \dfrac{\mathrm{d}S(t)}{\mathrm{d}t} = -\alpha S(t)I + \gamma R(t) \\[2mm] \dfrac{\mathrm{d}I(t)}{\mathrm{d}t} = \alpha S(t)I(t) - \beta I(t) \\[2mm] \dfrac{\mathrm{d}R(t)}{\mathrm{d}t} = \beta I(t) - \gamma R(t) \end{cases}$$

该模型与 SIR 模型总体差别不大，系统中的易感者人数是逐渐下降的，传播者人数先是逐渐上升并达到峰值，由于传播者开始向免疫者转化其数量又会开始下降，而免疫者人数总体是呈现上升趋势，上升到峰值后会有小幅下降，因为免疫者免疫力不足会部分转化为易感者。但在长时间的情况下，模型大体情况会与 SIR 模型相似。

除以上介绍的三种模式之外，还延伸和扩展出了 SEIR、SIRD、SEIRS 等模型。SEIR 模型在 SIR 模型的基础上引入了一个新的仓室：暴露者（Exposed，E），代表已经接触到病原体但尚未表现出症状的人群，暴露者最终会成为感染者，并最终康复或获得免疫。SIRD 模型是在 SIR 模型的基础上添加了死亡者（Dead，D），这种模型考虑了感染者最终可能死亡的情况，适用于需要考虑死亡因素的疾病传播研究。SEIRS 模型在 SEIR 模型的基础上引入了再次易感者（S），表示康复者可能会再次变为易感状态，这种模型适用于康复后免疫力不持久、可以再次感染的疾病，如流感。

流行病传播模型是简化描述疾病传播过程的工具，有助于理解传染病的传播方式、预测传播趋势、评估控制措施的效果和指导公共卫生决策。在实际应用中，这些模型可能需要根据具体的疾病特征和数据进行调整和扩展。

在关于健康谣言的研究中，可以使用流行病传播模型的思路来描述信息在人群中的传播过程。例如，可以将人群分为易感者

（尚未听说谣言）、传播者（已经接收到谣言并开始传播）、信源（最初产生谣言的人）等仓室。然后，通过模型来观察和分析这些仓室之间的转换和相互影响，以了解谣言传播的速度、规模和影响范围。由于谣言传播通常涉及社交网络和信息传播的复杂动力学，因此，采用流行病传播模型或其他数学建模方法可以帮助我们理解谣言传播的机制，并提供预测和控制手段。这样的模型可以考虑的因素包括谣言的起源、传播渠道、社交网络结构、人们的信任和行为等，以便更好地理解和干预谣言的传播过程。

三、流行病传播模型在健康谣言中的应用

鉴于谣言在社交网络中的扩散与流行病传播、免疫机制等有着极大相似性，在早期谣言传播理论的研究中，学者大多借鉴流行病传播模型来研究其传播的规律、影响及规模。

Delay 与 Kendall 于 1965 年提出了经典的 DK 谣言传播模型[①]，他们将总人口 $N+1$ 分为三类：无知者（Ignorant，I），即从未听说过谣言的人；传播者（Spreader，S），了解并传播谣言的人；移出者（Removed，R），知晓但不传播谣言的人。假设 t 时刻，系统中无知者、传播者、移出者的人数分别为 $I(t)$、$S(t)$、$R(t)$，三者满足 $I(t)+S(t)+R(t)=N+1$。Delay 认为谣言是通过人与人之间的接触扩散的，假设初始时刻 $t=0$，系统中存在 $I(0)=N$ 个无知者、仅有 $S(0)=1$ 个传播者、$R(t)=0$ 个移出者。根据 Markov 链 $\{I(t), S(t)：t\geqslant 0\}$ 可以推算出在连续时间条件下，t 时刻的无知者和传播者之间的转移概率为：

$$\rho_{is}(t)=P\{I(t)=i, S(t)=s \mid I(0)=N, S(0)=1\}$$

当条件 $0\leqslant I\leqslant N$，$0\leqslant S\leqslant N+1$ 满足时，有

---

① 程英英. 多因素影响下的谣言传播模型研究 [D]. 上海：上海理工大学，2021.

$$\frac{\mathrm{d}\rho_{is}}{\mathrm{d}t} = (i+1)(s-1)\rho_{i+1,s-1} + (N-i)(N-s)\rho_{i,s+1} +$$

$$\frac{(s+1)(s+2)}{2}\rho_{i,s+2} - s(N - \frac{s-1}{2})\rho_{is}$$

当无知者与传播者人数不满足上述条件时，两者之间的转移概率为 0。区别于流行病传播模型的是，谣言传播模型中，一个传播者与另外一个传播者接触过后，二者失去传播动力，便不再传谣。然而，Maki 和 Thompson 却认为两个传播者相遇后，只有第一个传播者对传播谣言失去兴趣，转变为移出者，为此，他们修正了 DK 谣言传播模型，构建了 MT 谣言传播模型，利用 Markov 链 $\langle I(t), S(t) : t \geqslant 0 \rangle$ 可以推算出在连续时间条件下，时刻 t 的无知者和传播者之间的转移概率为：

$$\frac{\mathrm{d}\rho_{is}}{\mathrm{d}t} = (i+1)(s-1)\rho_{i+1,s-1} + (N-i)(s+1)\rho_{i,s+1} - sN\rho_{is}$$

DK 谣言传播模型的系统动力学行为可以描述为如下微分方程组：

$$\begin{cases} \dfrac{\mathrm{d}I(t)}{\mathrm{d}t} = -\beta\dfrac{IS}{N} \\[2mm] \dfrac{\mathrm{d}S(t)}{\mathrm{d}t} = \beta\dfrac{IS}{N} - \lambda\dfrac{(S+R)S}{N} \\[2mm] \dfrac{\mathrm{d}R(t)}{\mathrm{d}t} = \lambda\dfrac{(S+R)S}{N} \end{cases}$$

经典的谣言传播模型虽然与实际的传播过程存在偏差，但是具有一定的合理性，这些模型及其变种为谣言传播模型的发展奠定了坚实的理论基础。

从某种程度上说，谣言传播可以看作一种类似于信息（不论真实与否）在人群中传播的过程，而流行病传播模型可以用于描述和研究这种信息的传播。类似于传染病的传播，谣言也可以在社交网络中迅速传播，感染更多的人。这种传播可以受到人群易感性、信息传递速度、传播路径等因素的影响。谣言在社会行为影响方面与流行病传播模型有着一定的联系。流行病传播模型通常考虑人们的社会行为对疾病传播的影响，如接触率、隔离措施和个人防护措施等。同样，谣言的传播也受到个体和社会行为的影响。人们的信任、认知偏差、社交网络和媒体使用等因素都可能影响谣言的传播和接受程度。如 WHO 学者安德鲁·派特森（Andrew Pattison）所述：关于病毒的虚假信息传播速度比病毒快，虚假信息已经进入人们的生活之中，且其对人类的影响比病毒自身所产生的影响还要大。

第四节　免疫机制模式

一、免疫功能概述

免疫是一种人体的生理功能，指身体通过免疫系统来识别和区分自身与外来物质（如病原微生物、异种细胞等），并对外来物质进行攻击、清除或控制，以维持人体的健康和平衡状态。免疫功能是机体识别和清除外来入侵抗原及体内突变或衰老细胞并维持机体内环境稳定的功能的总称。[①] 生物免疫学家针对免疫功能，提出了许多免疫学理论，试图解释复杂的免疫生物学现象。

免疫系统通过强大的自我保护机制，使机体免受伤害，其主要功能如下。[②]

---

① 孙逊，凌虹，杨巍. 医学免疫学 [M]. 9 版. 北京：高等教育出版社，2022.

② 钱海. 基于人工免疫的多 Agent 系统及其应用研究 [D]. 合肥：中国科学技术大学，2008.

一是免疫识别。免疫识别指对外来异物的识别与分类，其重要特征是能够识别未知抗原。受体多样性是免疫识别的前提，主要包括基因重组、体细胞超变异、抗体编辑和基因转换等机制。免疫系统中受体的数目要远低于外部抗原的数目，但是免疫细胞通过较快的新陈代谢及受体的多样性确保新生的抗体随机均匀地散布在抗原空间中。

二是免疫学习。免疫系统能够"学习"抗原的结构，通过改变免疫细胞和抗体的结构来识别抗原。免疫应答过程通过克隆选择及亲和度成熟机制，逐渐生成亲和度更高的免疫活性细胞。

三是免疫记忆。免疫记忆指当相同或类似抗原再次进入生物体时，可引起比初次免疫更强的抗体产生，即免疫系统能够通过免疫记忆快速识别已记忆抗原，并联想式识别类似抗原。

四是免疫耐受。免疫耐受是指免疫细胞接触抗原性物质时所表现的一种特异性的无应答状态，自身耐受是针对自身抗原呈现的免疫耐受。

五是免疫调节。免疫调节是指在免疫应答过程中免疫系统内各细胞之间、免疫细胞与免疫分子之间，以及免疫系统与其他系统如神经系统、内分泌系统之间的相互作用，从而形成了一个既相互协助又相互制约的网络结构，使免疫应答维持在合适的强度，以保证内环境的稳定。在一定条件下，免疫系统可以从无序变为有序。免疫网络结构具有这种自组织功能，在离开平衡状态后，通过免疫网络内部的动态调整，重新达到一个新的平衡点。

二、免疫机制模式在健康谣言中的应用

从不同的角度看，免疫机制模式与健康谣言之间有以下几个方面的关联。

一是谣言产生。健康谣言通常是指关于健康和医疗问题的虚假或不准确的信息。这些谣言可能由个人、社交媒体、传统媒体

等途径产生，并且往往能够迅速扩散。

二是谣言传播。类似于病原体的传播，谣言也可以通过社交媒体平台、互联网等方式快速传播。人们会转发、分享和讨论这些谣言，使其迅速扩散。

三是引发恐慌与焦虑。健康谣言可能引发大众的恐慌和焦虑，特别是当谣言涉及重大疾病、疫苗安全等问题时。这种恐慌和焦虑可能导致人们采取不正确的健康行为或失去对科学和官方信息的信任。

四是反驳与辟谣。与免疫细胞的动员类似，应对健康谣言需要进行反驳和辟谣。政府部门、医疗专家、科学机构等会提供真实的信息和事实，以抵制谣言，并告诫人们不要相信虚假信息。

五是提高健康素养。与免疫细胞留下记忆并形成免疫保护类似，提高人们的健康素养和科学素养可以帮助人们更好地辨别健康谣言并采取正确的健康行为。这包括培养批判性思维、获取可靠的健康信息来源、理解科学研究的基本原则等。

健康谣言的产生和传播类似于病原体的传播，而辟除谣言和提高健康素养可以被视为免疫机制模式中的防御和保护机制。通过加强对健康谣言的认知和培养批判性思维，我们可以更好地应对这些虚假信息，确保大众获得正确的健康信息并采取适当的健康行为。

除了身体的免疫系统外，心理免疫机制模式也同样适用于研究健康谣言。美国社会心理学家麦奎尔发现，当人们持有的态度和观点受到较弱的反驳或较小挑战时，人们会对这种反驳或挑战产生心理"免疫力"，原来的态度或观点不会发生改变，这样，日后在受到其他类似或较强的反驳或挑战时，其观点和态度也就不容易发生改变。如人们在形成规律的运动习惯后，尝到了运动带来的好处，如果此时告诉他有可能因为坚持运动而影响正常的社交，也很难使其放弃运动习惯。

虽然免疫机制模式不能直接应用于健康谣言本身，但将其思想和策略运用到对抗健康谣言的过程中，可以帮助我们更好地应对和控制健康谣言的传播。

第六章　突发公共卫生事件中的
"信息疫情"

章节目标

· 了解突发公共卫生事件中"信息疫情"的定义和特点。

· 明晰突发公共卫生事件中"信息疫情"的产生、扩散及影响因素。

· 掌握突发公共卫生事件中"信息疫情"的消减方式及辟除策略。

· 了解突发公共卫生事件中"信息疫情"辟除中的常见问题。

章节导论

《国际卫生条例（2005）》明确指出，"国际关注的突发公共卫生事件"系指按该条例规定所确定的不同寻常的事件，通过疾病的国际传播构成对其他国家的公共卫生危害及可能需要采取协调一致的国际应对措施。[①] 自该条例生效以来，WHO 共宣布过6 次国际关注的突发公共卫生事件，包括 2009 年的甲型 H1N1流感、2014 年的脊髓灰质炎疫情、2014 年西非的埃博拉疫情、2015—2016 年的"塞卡"疫情、2018 年开始的刚果（金）埃博

---

① 世界卫生组织. 国际卫生条例（2005）[S]. 2020.

拉疫情（2019 年 7 月宣布）、2020—2023 年的新型冠状病毒感染疫情等。这些突发公共卫生事件严重影响世界范围内的医疗系统和经济运行，成为群体记忆中的灾难。WHO 学者安德鲁·派特森指出："关于病毒的虚假信息传播速度比病毒快，虚假信息已经进入人们的生活之中，且其对人类的影响比病毒自身所产生的影响还要大。"[①] 国际关注的突发公共卫生事件的"信息疫情"危害不容小觑，必须引起高度重视。

突发公共卫生事件是对社会机制与治理能力的综合考验，由此引发的"信息疫情"是对政府快速应急反应能力和网络环境治理能力等的考验，其应对需要多学科的参与。面对突发公共卫生事件中的"信息疫情"，政府应对措施不应是遮掩、隐瞒，而是及时准确传递已知信息，减少社会焦虑；医学领域需要从专业角度解读突发公共卫生事件目前的医疗进展、科研能力及防护措施；新闻媒体需要及时、准确、全面地报道当下情况，树立良好的社会共治信念，做好整体的公众情绪引导；应急管理部门需要关注突发公共卫生事件带来的次生灾害，保证防疫、救灾活动的有序开展；健康传播领域则需要建立合理有效的工作机制，与政府、媒体、大众、患者（患者家属）等进行有效的公共沟通，坚持信息共享，避免因恐慌、谣言引起的"信息疫情"风险等。

本章从突发公共卫生事件议题中的"信息疫情"入手，介绍健康谣言产生、发展和扩散的原因，并结合相关案例重点阐述健康谣言的消减方式、辟除策略和常见问题，试图寻找打破健康谣言传播链的方式，建立融洽的医患传播机制。

---

① 闫宏秀. "信息疫情"的数据伦理学应对［N/OL］. 澎湃新闻, https://www.thepaper.cn/newsDetail_forward_6378940, 2020-3-8.

第一节　突发公共卫生事件及其"信息疫情"

我们身处一个信息爆炸的时代，自然灾害、意外事故、公共卫生事件和社会安全事件等突发事件都会造成或者可能造成严重的社会危害，由此引发的如"信息疫情"等次生灾害，会给整个社会的稳定发展带来威胁，需要相关方面采取合理有效的应急处置措施。近几年，突发公共卫生事件影响整个社会系统发展，破坏社会稳定、制造恐慌情绪，并进一步刺激各种次生灾害的发生与发展。2020年，WHO在新型冠状病毒感染疫情中提出"信息疫情"一词，认为围绕相关议题出现的健康谣言以极快速度传播，干扰人们的判断，影响人们的心理和行为。

一、理解社会恐慌，了解突发公共卫生事件

《中华人民共和国突发事件应对法》对突发事件的定义为：突然发生，造成或者可能造成严重社会危害，需要采取应急处置措施应对的自然灾害、事故灾难、公共卫生事件和社会安全事件。[①] 这类突发事件的主要特点为短时间内突然发生，超出大众认知，引起社会恐慌，并对社会和公共财产安全带来重大灾难和严重负面效应。在突发事件的4种类型中，突发公共卫生事件是指突然发生，造成或者可能造成社会大众健康严重损害的重大传染病疫情、群体性不明原因疾病、重大食物和职业中毒及其他严重影响大众健康的事件。[②] 该类事件具有突发性、群体危害性、社会危害性、处理的综合系统性等特点，更容易引发社会恐慌。

---

① 中华人民共和国突发事件应对法［S］. 2007.
② 突发公共卫生事件应急条例［S］. 2005.

　　人的行为是个体为适应环境与满足需要所表现出来的活动和反应，它是遗传、生理、心理、社会过程等内外因素相互作用的结果。人的行为可分为外显行为和内隐行为两类。外显行为指一个人的外在行为，一般来说，是指一个人的活动、动作，如写字、说话、操作等。内隐行为则是指一个人的思维、想象、记忆等内在心理活动。① 在突发公共卫生事件暴发时，被恐惧支配的内隐行为被放大。

　　个体在社会交往和信息获取活动中一次次地印证自己关于恐惧的主观想象，形成了个体的恐慌情绪。随后，带有恐慌情绪的个体在抢购物资、散布谣言等外显行为执行过程中，在一定地理或虚拟空间范围内，寻找到了与自身具有共同目标的"心理群体"，在情绪沟通的过程中，逐渐出现群体恐慌行为外显和恐慌情绪集聚的演变形态，最终出现整个社会的恐慌氛围。对于社会上的群体性恐慌心理及非理性恐慌行为，相关机构如果不能进行及时有效的科学干预和应对，必将产生极为严重的后果，导致社会问题。

二、认清"信息疫情"，培养发现能力

　　2020 年，WHO 总干事谭德塞（Tedros）在一次会议上表示："我们不仅在抗击新冠肺炎疫情，更是在与一种信息流行病作斗争。它的蔓延速度比病毒更快、渗透更容易。"② 这里所说的"信息流行病"指的就是突发公共卫生事件的次生灾害——"信息疫情"。如今，世界各地的人们都依赖各种各样的在线资源和网络平台来获取新闻和信息。牛津大学路透社新闻研究所的研

　　① 时蓉华. 社会心理学词典 [M]. 成都：四川人民出版社，1988.
　　② 江山. 新冠肺炎疫情外，警惕一场"谣言流行病" [N]. 中国青年报，http://www. xinhuanet. com/politics/2020－06/10/c＿1126094592. htm，2020－6－10.

究人员于 2020 年 4 月发布了一项研究，在该研究抽取的有关新冠肺炎疫情假消息的样本中，88％的样本出现在社交媒体平台上，其余的出现在电视节目、新闻出版物或其他网站上。"由政客、名人和其他知名公众人物传播的虚假信息"在社交媒体上的大众参与度达总量的 69％，即使他们的言论仅占研究样本的 20％。①

由此可见，"信息疫情"指在突发公共卫生事件发生后，大众利用在线资源和网络平台获取更多信息时，通过或是"合理猜测"，或是肆意编造，或是保留部分真实等方式来寻找事件的替代性解释以减轻心理负担，满足个人需求，并通过媒介表达自己所见所闻的过程。突发公共卫生事件早期内含的感染群体不明确、传播方式不确定、医疗手段不完善、预防处置不健全等因素，致使大众恐慌情绪进一步加重，社会舆情出现负能量，最终导致谣言四起。②

（一）自我缓释性的合理猜测性表达中的"信息疫情"

突发公共卫生事件中的"信息疫情"在产生最初是人们自我缓释性的合理猜测性表达中的"事实"。其真实原因可能是信息的新奇，因此可利用大众的情感需求，以讲故事的方式进行传播。"信息疫情"比真相更好看、更吸引人。传播"信息疫情"的人多半是出于使用自己已有知识来解释社会事件的逻辑去传播信息，结果就导向传谣。不了解相关的人，则不在乎信息的真实

---

① 江山. 新冠肺炎疫情外，警惕一场"谣言流行病" ［N］. 中国青年报，http://www.xinhuanet.com/politics/2020－06/10/c_1126094592.htm，2020－6－10.

② 中国互联网联合辟谣平台. 涉疫情谣言，你跟转发了吗？［N/OL］. 中国互联网联合辟谣平台，https://www.piyao.org.cn/2021－12/07/c_1211476613.htm，2021－12－7.

性，只在乎它有没有传播价值，一味地追求"吸引眼球"，这样往往会造成更大的危害。[①]

互联网中的社会心态常新、常变，当70％及以上的人群对新型冠状病毒感染拥有科学认知，可以精准识别涉疫谣言时，那么，人们对谣言也会建立"群体免疫"，"信息疫情"便无法形成大规模的扩散和恐慌。[②]

（二）政府临时组织机构危机管理下的"信息疫情"

突发公共卫生事件，因其突发性、不确定性及未知性，易给大众带来恐慌，在恐慌的情绪下，大众获知信息的需求被放大，对信息的辨别能力降低。在大众的眼里，突发公共卫生事件出现后，政府的政策措施才是最大保障。但往往此时，政府的政策措施是最容易被误读的。

如今，"5分钟读完一本名著""3分钟看完一部电影""10分钟带你了解历史"等"碎片化阅读"产品，在互联网上越来越受到大众的追捧。"碎片化阅读"让大众有了知识的获得感，但其散乱无序的阅读方式，让信息本身的内在逻辑遭到破坏。互联网带来的阅读习惯的改变使得信息内容生产主体越来越多地通过重要论述摘编、关键词诠释、稿件拆条等方式来快速解读政策信息。发布任何一项有关大众切身利益的政策信息，都会备受关注。对于大众来说，当政策符合切身利益或是赞成政策时，大都会积极维护；一旦政策不符合自身利益或是不赞成政策，部分人

---

① 为什么谣言常常比真相更容易"深入人心"？造谣传谣的人都在想什么？［N/OL］. 央视网，https://www.piyao.org.cn/20230109/4e8413177a3d42d8b23eb432d8749bcd/c.html，2023-1-9.

② 中国互联网联合辟谣平台. 如何才能对新冠疫情谣言产生"免疫力"？［N/OL］. 中国互联网联合辟谣平台，https://www.piyao.org.cn/2021-07/28/c_1211263088.htm，2021-7-28.

就会穿上"皇帝的新装"自欺欺人，利用各种碎片化信息解读，让政策变得"符合"其自身意愿，并通过互联网对政策重新进行意义构建，让政策信息内涵被扩大或者外延被延伸，进而造成其误解误读。①

（三）应急处置政策及治理措施发布后的"信息疫情"

随着突发公共卫生事件逐渐被大众认知，相关应急处置政策和治理措施也逐步健全。大多数人的信息辨别能力也逐步增强，"信息疫情"的治理工作也更加深入。但仍有一部分人为了"流量"而编造信息，继续传播"信息疫情"。真相的公开和传播才是辟除突发公共卫生事件中的"信息疫情"的最好方式。

突发公共卫生事件会出现"信息疫情"的原因在于：第一，这件事很重要；第二，这件事事实模糊。从这个角度来讲，如果想要解决社会当中大众一拥而上的跟风，我们首先要弄明白这个危机来自哪里，要怎么解决，再以官方的渠道传播出去，让大众能够看到。

因此，在治理"信息疫情"的过程中，需要从两方面进行操作。一是媒介平台。从中国互联网联合辟谣平台的监控可知，当今社交语境中，大部分"信息疫情"来自社交媒体或短视频平台，更多人通过这些平台进行转发与评论，让其形成了传播。媒介平台需要通过技术手段对此进行控制，加大辟除力度，限制或消除传播空间。二是政府治理。用司法手段打击恶意制造和传播"信息疫情"的人或组织，分清传播原因，恶意滋事的，要严格

---

① 中国互联网联合辟谣平台. 政策信息如何不引发误解误读？[N/OL]. 中国互联网联合辟谣平台, 2021, https://www.piyao.org.cn/2021－12/10/c_1211481307.htm, 2021－12－10.

处理；社会信息公开流通问题导致的，应主动公开相关信息。

第二节　突发公共卫生事件中"信息疫情"的产生、扩散及影响因素

2011 年，中国青年报社会调查中心通过民意中国网和网易新闻中心，对 1714 人进行的在线调查显示，83.2％的调查对象确认现在社会谣言很多，其中 34.4％的调查对象表示"非常多"，同时调查对象认为谣言最常见的传播渠道是"网络"（85.8％），其他依次是"生活中的口口相传"（58.6％）、"手机短信"（53.6％）、"电视"（30.2％）、"报刊"（24.3％）等。[①]随着互联网使用率的增加，谣言已经从口口相传模式转变成网络传播模式，深远影响社会发展。

健康是关乎人类生存与发展的永恒主题。在以健康为主体的信息传播中，人与人之间形成围绕"健康"的意义空间。人们对获取健康知识的渴望与健康知识匮乏之间的矛盾，导致健康谣言屡禁不止。健康谣言源于社会舆情，产自网络舆情，是一种畸变的、负向的网络言论。诸如甲型 H1N1 流感、SARS 病毒、H7N9 禽流感、新型冠状病毒感染等国际关注的突发公共卫生事件，早期因其感染群体不明确、传播方式不确定、医疗手段不完善、预防处置不健全等因素致使大众恐慌情绪进一步加重，社会舆情出现负能量，最终导致谣言四起。

---

① 向楠. 83.2%受访者确认现在社会谣言很多 [N]. 中国青年报，2011－09－08（7）.

一、个人行为与突发公共卫生事件中的"信息疫情"

个人行为是一种可以在自己能够完全支配的主观意识下用于表达自己内心活动的具体作为。这种行为不存在复制性，不能够被替代，完全是独一无二的。思维、言语、情感、行为和行为结果5个方面是个人行为的重要组成部分。

个人行为需要人内传播的参与。威尔伯·施拉姆（Wilbur Schramm）在阐释人的传播行为时，曾引用了这样一段描述：

·一件事情发生了⋯⋯

·这一事情刺激了 A 先生的眼睛、耳朵或其他感觉器官，造成⋯⋯

·神经冲动到达 A 先生的大脑，又从大脑到达他的肌肉和腺体，这样就产生了紧张，未讲话前的"感觉"等。

·A 先生开始按照他惯用的语言表达方式把这些感觉变成字句，而且从他"考虑到的"所有字句中选择或者抽象出某些字句，他以某种方式安排这些字句。

·通过声波和光波，A 先生对 B 先生讲话。

·B 先生的眼睛和耳朵分别受到光波和声波的刺激。

·神经冲动到达 B 先生的大脑，又从大脑到达他的肌肉和腺体，产生紧张（张力）、未讲话前的"感觉"等。

·B 先生开始按照他惯用的语言表达方式把这些"感觉"变成字句，并且从他"考虑到的"所有字句中选择或抽象出某些字句，他以某种方式安排这些字句。然后 B 先生相应地讲话，或做出行动，从而刺激了 A 先生或其他人，传播过程就继续进行下去。

从这段描述可以看出，个人行为发生的过程大致相同：A 先生或 B 先生通过他们的感觉器官接受外部世界的信息，在体内尤其是大脑进行处理后，转化成信息输出准备，并通过行为表现出来。突发公共卫生事件中的"信息疫情"也是在这样的一套程序之后进行传播。在人内传播前，个人行为发生时还掺杂着个人情绪、思想的变化。突发公共卫生事件，首先刺激了人的"恐惧与未知"心理，在心理的作用下，刺激人的行为产生，从而形成"我不知道但我渴望知道""我需要求证但我无处求证"的个人行为的"畸形"传播。

二、医患关系与突发公共卫生事件中的"信息疫情"

第 51 次《中国互联网络发展状况统计报告》显示，截至 2022 年 12 月，我国互联网医疗用户规模达 3.63 亿，较 2021 年 12 月增长 6466 万，占网民整体的 34.0%。[①] 随着互联网的使用，网络问诊越来越普及，医患关系也随之发生极大改变。

著名医史学家亨利·西格里斯特在《医学社会学》里曾写道："每个医学行为始终涉及两类当事人，医生和患者（图 6-1），或者更广泛地说，医学团体和社会，医学无非是这两类当事人之间多方面的关系。"

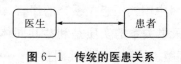

图 6-1　传统的医患关系

随着媒介的发展与变迁，医患关系发生了本质上的变化。马歇尔·麦克卢汉（Marshall McLuhan）在《理解媒介——论人的延伸》一书中提出"媒介即人的延伸"理论。该理论认为，任何媒介都不外乎是人的感觉和感官的扩展或延伸，文字和印刷媒介是人的视觉能力的延伸，广播是人的听觉能力的延伸，电视则是人的视觉、听觉和触觉能力的综合延伸。在媒介的发展变迁

---

① 中国互联网络信息中心. 第 51 次《中国互联网络发展状况统计报告》[R]. 2023.

中，传统人际传播中的医患关系转变成了网络空间中的公共议题，医患关系中的意义空间被扩大和延伸。

医患行为发生转变，使得医患沟通出现了前所未有的改变，也让突发公共卫生事件中的"信息疫情"出现了一些新的特点。第一，传统医患关系中，医生和患者之间是两者之间的人际传播关系，具有一定的私密性，但在网络医患关系中，患者变成了"群体头像"，一对一的治疗关系，变成了医生对公共议题的普遍解答。第二，在传统医患关系中，往往是医生占主导，患者是被动地接受意见；但在网络医患关系中，医生的主导地位被削弱，根据患者的知识习得水平，医患之间"指导－合作"关系或者"参与－协商"关系成为主导方式。第三，医患之间的界限逐渐模糊化，患者在经过网络信息习得后，具有更加"深厚"的医疗知识，导致医生需要按照患者的主观意愿进行妥协等。网络媒介为患者释放了话语空间，也给"伪名医""伪专家"提供了方便之门。在突发公共卫生事件中，这些人制造"信息疫情"，严重影响医患关系。

陈竺院士在《中国式医患关系》的序言《医患是利益共同体》中指出，"医患关系的实质是利益共同体。因为'医'和'患'有着战胜病魔、早日康复的共同目标……在疾病面前，医患双方是同盟军和统一战线，医患双方要相互鼓励，共同战胜疾病"①。面对突发公共卫生事件中出现的"信息疫情"，还是需要多方努力，合理引导。一是线上线下均要不断完善医疗机制建设，提升就医环境；二是消减"利益至上"的治疗观念，提升患者就医体验；三是加强医生的沟通意识，明确线上线下治疗中的权责问题；四是减少线上线下就医矛盾，避免网络中的不合理言论等。

---

① 白剑锋. 中国式医患关系 [J]. 西域图书馆论坛，2012（3）.

三、社群传播与突发公共卫生事件中的"信息疫情"

物以类聚，人以群分。以群体的形式进行活动，是人的社会性的体现。随着互联网的不断发展，社群传播也从传统意义上的群体生活中的一对多交流转化为网络社区上的一对多交流。传统意义上的社群传播（图6-2）主要是单向传播，有着一个固定的传播人群，比如社区街道、亲朋好友、单位同事等，传播范围十分有限。

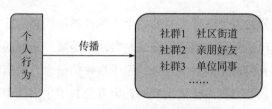

图6-2 传统意义上的社群传播

互联网上的社群传播则呈现散布型网状传播结构（图6-3），会通过一对多，"多"中的"再对多"，进行无限制"病毒感染"。在传播的过程中，信息往往不断被加工，这个加工的过程是满足个人需求的重要手段。加工的过程，让个人行为得到放大，既是个人表现和自我实现的方式，也为个人信息来源提供社会安全感。在社群传播中，被放大的内容主要表现在两个方面：一是信息本身的传播，二是由信息内容引发的情绪传播。在这两方面的共同作用下，群体暗示和群体感染等社群行为时有发生。但在这个过程中，个人所传递的信息不一定都是正面的，还有一定负面的内容。

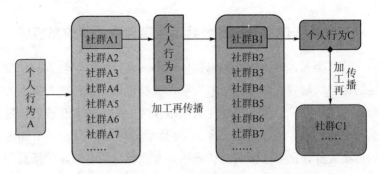

图 6-3 互联网社群传播的散布型网状传播结构

突发公共卫生事件发生时，个人的社群传播行为往往因为个人意志的转变而发生或是正面或是负面的传播。正面的传播，往往能增强人们对于战胜突发公共卫生事件的信念，大幅度提升社会认同度。但当负面传播出现时，突发公共卫生事件中的生命安全的关联度、获取信息内容的不确定性、事件本身的重要性，以及公布内容的不透明等问题被"曲解"放大，谣言伴随其产生，并如同"病毒"一般在不同的社群散布型地扩散。通过对这类信息的分析研究，可以得出：突发公共卫生事件中谣言的信息源头具有唯一指向性特征，这个指向性或是个人，或是组织。

四、组织传播与突发公共卫生事件中的"信息疫情"

组织传播包括组织内传播和组织外传播。顾名思义，组织内传播，指信息沿着一定的组织关系（部门、职务、岗位及隶属关系等）进行的组织内自上而下或者自下而上的传播行为，也包括组织内同级部门之间的信息交流行为（图 6-4）。突发公共卫生事件发生时，往往信息不准、情况不明，无法制定合理的紧急预案等。因此，最早进行组织内传播的是应急管理部门、医院卫生部门、公安、武警、消防，甚至军队等。这些部门或单位，通过内部应急章程及时开展紧急救援的同时，调查事件始末，对外公布信息。

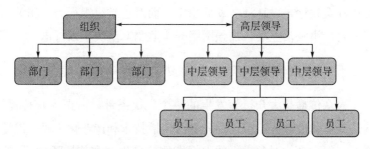

图6-4　组织内传播示意图

组织外传播，是以组织为主体进行的组织外传播活动。在突发公共卫生事件发生时，组织行为同时发生。一是受到灾难影响的人们通过各种手段求助政府、医疗机构、社会组织（国际组织）等的行为；另一种是以政府、医疗机构、社会组织（国际组织）等为主的组织机构公开对外发布的信息内容（图6-5）。

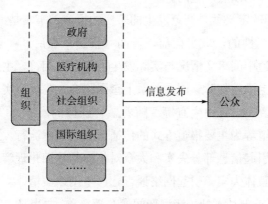

图6-5　组织外传播示意图

戈登·威拉德·奥尔波特（Gordon Willard Allport）在《谣言心理学》中指出："从未有一场暴乱的发生不带有谣言的鼓动。"值得一提的是，互联网交流纷繁复杂，充斥着很多不和谐声音，甚至是敌对声音。在突发公共卫生事件发生时，这些声音试图通过网络媒介引发恐慌、散布谣言、制造社会矛盾等，企图恶化社会秩序，破坏社会发展稳定。面对这类组织行为，相关部门需要严肃政治立场，加强网络安全监测，坚决予以打击。

五、大众传播与突发公共卫生事件中的"信息疫情"

大众传播是大众行为发生的一个先决条件。所谓大众传播，就是专业化的媒介组织运用先进的传播技术和产业化手段，以社会上一般大众为对象进行的大规模的信息生产和传播活动。[①] 我们生活在一个大众传播的时代，报纸、广播、电视、书籍、互联网等大众媒介渗透在社会的各个层面，小到个人的衣食住行，大到政治、经济、文化，各种媒介无处不在、密不可分。处于大众传播环境，接触媒介是当代人生活中不可避免的一部分。大众行为发生，往往是接触到媒介（纳入《互联网新闻信息稿源单位名单》的媒介）以后产生的。

"新闻的定义就是新近发生的事实的报道，事实是第一性的，新闻是第二性的，事实在前，新闻（报道）在后。"[②] 新闻失实指新闻报道中的事实情况与实际发生的情况不相符，主要表现为故事情节上添枝加叶、因果关系上牵强附会、隐瞒事实、断章取义、片面真实、无中生有等。随着融合媒体的发展，以短视频、碎片化报道等为主要报道方式的传播形式越来越流行。这种传播形式极易引起信息部分失实和大众对信息的片面化理解，从而导致新闻的整体失实，引起网络谣言，产生网络舆情。

2016 年 1 月 4 日，澎湃新闻发布消息称："当日 14 时 30 分 3 秒，江西九江浔阳区发生了里氏 6.9 级地震。"但是在 14 时 43 分，澎湃新闻又发表了《更正：中国地震台网称江西九江地震消

---

① 郭庆光. 传播学教程 [M]. 2 版. 北京：中国人民大学出版社，2011.
② 陆定一. 我们对于新闻学的基本观点 [N]. 解放日报，1943-9-1.

息不实》。虽然后续做了更正，但地震报道一经发布，便引起全国关注，并产生社会恐慌。2003 年 SARS 疫情暴发，媒体也出现过类似失实报道，引发社会恐慌。

互联网促进了信息的迅速传播，大众通过网络实现对突发事件相关信息的及时了解，在某些共性问题上形成舆论。网络空间成为大众获得突发事件相关信息的重要途径，甚至是唯一途径。然而，网络具有虚拟性和欺骗性，匿名性强、涉及群体广泛，利益驱动使得海量信息被传入互联网，信息传播媒介的变化加剧了谣言扩散的速度和范围，对突发事件的高关注度和信息不完善使得部分大众被网络谣言误导，造成群体性恐慌，甚至出现非理性行为。[①]

第三节　突发公共卫生事件中"信息疫情"的消减和辟除策略

中国人民大学新闻学院教授、博士生导师宋建武先生在2021 世界互联网大会乌镇峰会"网络谣言共治"论坛中谈道："凡是能够成为谣言的，都具有一种能够触达人心的心理机制。"突发公共卫生事件发生时，往往都是大众的关注焦点，大众急切希望知道"怎么了""什么事""怎么做"，以及"事情重大吗""对我有什么影响""如何规避风险"等。在急迫与恐慌的作用下，大众更加需要获取更多信息，但突发公共卫生事件早期往往情况不明、信息不通、政策不清，让人难以捉摸。为了能够更快弄清楚事情始末，大众开始"打听"。"据说""大概""可能"

"某某这样做……"等流言四处蔓延。本节主要介绍在自我传播、医患传播、社群传播、政府传播、媒介传播等 5 种传播方式中，谣言经过一段时间发酵后的消减和辟除策略。

一、自我传播：自我学习主动屏蔽"信息疫情"

自我传播，又称人内传播，是个人接受外界信息后，在头脑内进行信息加工处理的心理过程，如独立思考、自言自语等。自我学习的过程，能够强化人们认知中的既有观点，也能弱化或转化思维中的"糟粕"，形成独立的认知，屏蔽不良信息。"吾日三省吾身""内省不疚，夫何忧何惧"等都是体现内省重要性的名言。内省是人对自己的一种反思活动，它以完善个人的品德和行为为目的，具有明显的长期目标性和连贯性。内省式思考，则是以短期的、以解决问题为目的的自我反思活动，这种活动并不是日常发生的，而是遇到困难、阻碍等情况下个人才会根据行为方式做出选择。内省式思考的过程不是封闭性的，而是与周围的环境、社群密不可分，是一个社会过程。

在健康传播学中，运用流行病传播模型建立了 SIR 模型，随后在此基础上演变出了不少传播模型。SICR 模型将社交网络中的个体分为健康者（S）、传播者（I）、反击者（C）和免疫者（R）。该模型指出，自我学习是对于健康者和传播者而言的，健康者通过自我学习决定自身成为传播者、免疫者还是反击者，传播者通过自我学习决定自己继续保持传播者还是转换成免疫者或反击者；免疫者和反击者不会通过自我学习改变自身态度。可以说，自我学习能使个人主动屏蔽"信息疫情"，但这一行为针对的个体是有限的。

二、医患传播：医患与社会关系阻断"信息疫情"

人的一生中免不了要与医院和医生产生交集，医患双方为了治愈疾病或缓解健康问题而展开沟通，建立短暂乃至长久的合作关系。医患传播是最复杂的人际互动类型之一，主要表现在：①非自愿；②非平等；③沟通内容具有"致命"后果；④潜在的情绪化；⑤需要相互密切配合。医患传播是医患关系的基本存在形式，其本质是特殊情境下的人际传播，其主体是医护人员，其能否成功实施，往往取决于医护人员的传播能力。医患传播包括信息交换、情感交流、不确定性管理、培养关系、做决定、促成和自我管理。[①]

随着传播媒介多元化进程加速，医患传播的信息环境发生了本质上的变化。正如前文所说，传统医患关系只有医生与患者（家属）之间一对一的信息传播；如今的医患关系已经成为医生（或医生群体）对患者群体的信息传播。随着大众传播的变化，医患传播的信息环境发生根本性变化。信息环境指的是一个社会中由个人或群体接触可能的信息及其传播活动的总体构成的环境。信息环境的变化同时影响着医生、患者与社会关系之间的变化。"信息疫情"实际上是由突发公共卫生事件发生时医患传播中的信息差造成。这个信息差，主要是"医生怎么治""患者怎么做"之间的矛盾；随之而来的是"医生群体、患者群体与社会"之间的复杂互动。

这里的社会关系，一般包括个人之间、个人与群体之间、个人与社会之间的关系，有时还包括群体与群体之间的关系、群体与社会之间的关系。无论是医生还是患者，都有着自己的生活圈，也都有着自己接受信息和传递信息的渠道和方式。在这个接受和传递的过程中，信息差随之产生。只有在沟通的过程中更好地解决信息差问题，才能从根本上解决医患关系中因误解误读、虚假信息、谣言等导致的不实信息传播问题，消除由此带来的各

---

① 田向阳. 健康传播学 [M]. 北京：人民卫生出版社，2017.

类矛盾。

三、社群传播：社交"意见引领者"引导信息走向

社群传播中的散布型网状传播结构，体现出网络传播的一个特点，即不同的社群具有不同的"意见引领者"。这些人是活跃在人际传播网络中，经常为他人提供信息、观点或建议并对他人施加个人影响的人物。这些"意见引领者"所发表的言论，足以引导整个社群的意识、认知甚至行为。

根据卡兹和拉扎斯尔德在《个人影响》和罗杰斯在《创新与普及》中的概括，"意见引领者"具有下述基本特征。[①]

（1）与被影响者一般处于平等关系而非上下级关系。换句话说，"意见引领者"未必是大人物；相反，他们是我们生活中所熟悉的人，如亲友、邻居、同事等。正因为他们是人们所了解和信赖的人，他们的意见和观点也就更具有说服力。

（2）"意见引领者"并不集中于特定的群体或阶层，而是均匀地分布于社会上任何群体和阶层中。每一个群体都有自己的"意见引领者"，他们与被影响者保持着横向传播关系。

（3）"意见引领者"的影响力一般分为"单一型"和"综合型"。在现代都市社会中，"意见引领者"以"单一型"为主，即一个人只要在某个特定领域很精通或在周围人中享有一定声望，他在这个领域便可扮演"意见引领者"角色，而在其他不熟悉的领域，他则可能是被影响者。例如，一个对时事政治拥有广博知识的人可以在时事政治问题上给予他人指导，而在流行或时尚方面则可能接受其他行家的影响。在传统社会或农业社会中，"意见引领者"一般是"综合型"的，如有名望的家族对当地社会往往有普遍的影响。

---

① 郭庆光. 传播学教程［M］. 2 版. 北京：中国人民大学出版社，2011.

（4）"意见引领者"社交范围广，拥有较多的信息渠道，对大众媒介的接触频度高、接触量大。

根据"意见引领者"的特征，可以判断出：在大众传播中，认识到这些具有"意见引领者"特质的人的存在，增强定位受众意识，可以引导社群传播中的信息走向。

四、政府传播：政府权威发布辟除"信息疫情"

政府新闻发布的形式主要有 6 种：一是举行新闻发布会，向新闻媒体介绍政府立场、观点、态度和有关方针、政策、措施等政府信息；二是召开背景"吹风会"；三是组织记者集体或单独采访，形式灵活机动、时效性好，可体现政府主动性；四是以政府新闻发言人的名义发布新闻公报、声明或是谈话；五是利用电话、传真和电子邮件答复记者提问；六是通过政府网站发布新闻信息。在突发公共卫生事件暴发时，政府如果能充分利用网络传播的时效性、广泛性和互动性特点，第一时间给出政府的态度和声明，展示政府主动沟通、积极应对的姿态，可有效地稳定民心，防止不实报道带来的负面影响。

政府传播是现代政府的重要活动，特别是在大众媒介日益发展的信息社会中，政府传播在政府行政管理职能中具有越来越重要的作用，发挥着越来越多的政府功能。在突发公共卫生事件中，政府传播有别于其他传播，更具有权威性和不可抗性，因此其信息选择在很大程度上影响大众对政府执政能力和公信力的评价，其中信息选择的真实性和快速回应的反应能力对政府公信力建设尤为重要。可以说，在突发公共卫生事件中政府及时有效的信息选择可以促进大众对事件的理解；反之，则容易造成大众的不信任、恐慌情绪或者使谣言扩散。因此，政府权威发布是稳定社会情绪，辟除"信息疫情"的重要手段。

五、媒介传播：客观公正报道全貌，消减误解误读

新闻是一种重要的社会信息，它是新近发生的事实的报道，其基本功能是帮助社会成员消除关于环境变化的不确定性，并在此基础上协调自己的社会行为。因此，新闻也是所有大众传播信息当中公共性和公益性最强的一种。在大众传播的新闻报道中，有着"把关人"的概念。"把关人"这个概念，最早是美国社会心理学家、传播学奠基人之一的库尔特·卢因（Kurt Lewin）提出的。第二次世界大战期间，美国为节约战争开支开展了一场号召人们食用牛下水的大规模宣传活动，库尔特·卢因在对这场宣传活动的过程进行研究时发现，除非家庭主妇们接受了宣传，把牛下水买回家中并做成菜摆上餐桌，否则她们的丈夫或孩子是很难有机会接触并接受这种食物的。在这个过程中，家庭主妇实际上起着一种"把关人"的作用。1947 年，库尔特·卢因在《群体生活的渠道》一书中再次论述了这个问题，认为在信息的群体传播过程中存在着一些"把关人"，只有符合群体规范或"把关人"价值标准的信息内容才能进入传播的渠道。① 1950 年，"把关人"的概念被引入新闻研究领域。

网络媒体中以"逐利"为主的商业媒体，为了满足大众的猎奇心理，往往编造、抢发稿件，导致新闻失实，引发网络谣言。如今，媒介组织决定着怎样的内容能够进入大众传播渠道。按照陆定一的定义，新闻信息有两个属性：一是新闻信息必须真实，不能出现部分真实、虚构或捏造；二是新闻信息必须及时、有新意，过时的、历史事件不能称之为新闻。其中真实性原则是新闻的第一标准。因此，在媒体报道中必须遵守新闻最基本的标准。与此同时，新闻价值或新闻要素也是新闻选择中的业务标准和市

---

① 郭庆光. 传播学教程［M］. 2 版. 北京：中国人民大学出版社，2011.

场标准，只有做好"把关人"的角色，才能客观公正报道全貌，消减误解误读。

第四节 突发公共卫生事件"信息疫情" 辟除中的常见问题

《中华人民共和国突发事件应对法》第三十九条规定："有关单位和人员报送、报告突发事件信息，应当做到及时、客观、真实，不得迟报、谎报、瞒报、漏报。"① 但是在突发公共卫生事件暴发时，政府失语的状态依旧时有发生，给谣言带来了可乘之机。谣言涉及人们的切身利益，网民群体易受蛊惑。网民对于突发公共卫生事件的负面情绪也是引起谣言传播的重要因素。当事件与每个人息息相关时，群体的情绪具有较高的传染性。无论是官方报道还是小道消息，都会给网民带来恐慌、焦虑、悲伤、愤怒等负面情绪。该种负面情绪导致网民暂时缺乏理性判断的能力，难以辨别或者无暇顾及信息的真伪，进而通过自媒体和社交平台获取信息并传播信息，以此舒缓内心的恐慌与焦虑，同时助长了网络谣言的传播。

一、健康谣言传播较快，反复出现难以辟除

健康谣言成了信息时代的"顽疾"，表面来看这是大众对健康信息的旺盛需求及网络传播渠道的过于"通畅"所致，实则与监管的缺失、大众对信息环境缺乏信心有很大关系。有关部门除了要加强监管，还要满足大众对健康信息的正常需求，维护好信息环境，重塑大众信心，这样才能根除滋生健康谣言的土壤，将

---

① 中华人民共和国突发事件应对法 [S]. 2007.

健康谣言清除出大众生活，让健康谣言这一"疫病"无法侵害社会肌体，筑牢保护大众的屏障。

谣言常在受网民关注，易被接受，信息模糊的地方出现，加上网络传播具有快速、便捷的特点，网络谣言影响的广度、深度不容小觑。治理网络谣言，要从加强信息源管控、管好网络谣言源头开始，并结合网络谣言可能造成的社会影响和结果等因素分别采取措施。一要将危害社会的网络谣言作更细致的分类、分层，以便能更加精准施策；二要用好互联网、大数据、人工智能等新技术手段，做好网络谣言的提前防范和预判；三要抓好网络谣言信息源的更快溯源；四要强化网络谣言信息源的主体追责制度；五要对网络造谣者的入罪标准进一步细化；六要将区块链技术尽早用于网络谣言管理，以方便取证；七要对情节严重的网络谣言信息源制造者建立线上污点档案，并与线下的行政处罚、法律处置并行实施。① 对于健康谣言治理来说，加强健康谣言监测、建立健康信息传播白名单制度、鼓励社会力量监督等措施，都是对健康谣言横行的有力回应。

在实际工作中，政府可强化各相关部门的跨部门合作，开展健康科普、健康学校、医体融合、健康谣言监管等工作；加强健康教育信息服务的供给，规范健康科普工作，加强健康素养促进，展开"健康中国行"活动等。医疗机构应推进行业自律与诚信建设，组织指导健康传播相关机构成立健康自律委员会等，这些都是快速辟除谣言，提高大众的健康谣言辨识能力的有效方式。

---

① 中国互联网联合辟谣平台. 全国政协委员郭媛媛：治理谣言先管控好造谣者这一源头 [N/OL]. 中国互联网联合辟谣平台，https://www.piyao.org.cn/2021-03/11/c_1211061235.htm，2021-3-11.

二、谣言源头较难区分，治理方式有待考量

在生活水平逐渐提高的当下，大众越来越重视身体健康，而自媒体时代，每个人都可以发声，这也让网络上的信息鱼龙混杂。大众的文化水平相比以前有了显著提高，大众相信科学、相信知识，但又不可能对科学知识"面面俱到"，这都给了那些伪科学"大展身手"的机会。健康谣言通常真伪难辨，打着科学、养生等旗号，很容易迷惑有需求的大众。健康谣言会让大众误听误信，从而走入养生、健身的误区，不仅不能有益健康，反倒常常因此损害身体。

健康谣言一般分为三类。

第一，日常的健康谣言。此类谣言多数是以讹传讹，是无知的人并非出于故意的造谣，不清楚内情的人们则接棒进行谣言传播。比如"吃什么补什么，吃什么治什么"等针对中老年人的健康谣言是很多的。又如一些危言耸听的谣言，但是这些谣言的传播范围一般不广。

第二，突发公共卫生事件引发的健康谣言。此类谣言有着典型的特点：一是传播的速度特别快。跟 2003 年的 SARS 疫情相比，新型冠状病毒感染疫情中网络谣言的传播速度特别快，可在短时间内通过社交媒体进行扩散。而 2003 年，很多与 SARS 疫情相关的谣言只能通过电话或论坛传播，传播渠道是有限的，所以传播速度没有这么快。二是传播范围广，在很短的时间内就可以通过社交媒体覆盖很大的群体。三是会反复地出现，两个月之前出现的谣言，辟谣之后过段时间又会出现。有些谣言被辟谣之后，甚至在半年、1 年、2 年、3 年之后还会反复出现。

第三，目的不纯的健康谣言。这类谣言背后通常就有一些不法分子在故意造谣、传谣，其目的是实施敲诈勒索获取利益。一些人造谣、传谣，是为了打广告、进行产品推销等。对谣言的动

机区分十分困难，但这也体现了谣言具有不同的社会功能，也从侧面解释了为什么谣言会反复出现、难以辟除。

三、相关法律法规条文分散，谣言治理难度增大

我国现行法律法规中《中华人民共和国宪法》《中华人民共和国刑法》《中华人民共和国民法典》等都有对谣言予以规制，对于谣言设定的不仅有刑事责任，还有民事责任和行政责任。这对于惩治造谣传谣，保障法律主体合法权益，营造清朗网络空间具有重要作用。有的法律法规条文使用"谣言"的表述，也有的法律法规条文使用"虚假信息"的表述。相关方面的法律法规，主要可以分为三类。

第一类是我国的根本大法《中华人民共和国宪法》。《中华人民共和国宪法》第三十五条规定，中华人民共和国公民有言论、出版、集会、结社、游行、示威的自由。但《中华人民共和国宪法》在规定公民言论自由的同时，划定了公民行使言论自由的法律边界，如第三十八条"禁止用任何方法对公民进行侮辱、诽谤和诬告陷害"、第四十一条"对于任何国家机关和国家工作人员的违法失职行为，有向有关国家机关提出申诉、控告或者检举的权利，但是不得捏造或者歪曲事实进行诬告陷害"、第五十一条"中华人民共和国公民在行使自由和权利的时候，不得损害国家的、社会的、集体的利益和其他公民的合法的自由和权利"。这些规定提供了对谣言进行规制的宪法依据。

第二类是我国的部分一般性法律，如《中华人民共和国刑法》《中华人民共和国民法典》《中华人民共和国治安管理处罚法》等法律中的相关规定。《中华人民共和国刑法》规定了编造并传播证券、期货交易虚假信息罪（第一百八十一条），损害商业信誉、商品声誉罪（第二百二十一条），非法经营罪（第二百二十五条），诽谤罪（第二百四十六条），拒不履行信息网络安全

管理义务罪（第二百八十六条），编造、故意传播虚假信息罪（第二百九十一条），寻衅滋事罪（第二百九十三条）等。《中华人民共和国民法典》第一百一十条、第九百九十条、第一千零二十四条、第一千零二十七条、第一千零二十八条、第一千一百九十四条规定了民事主体依法享有包括名誉权、生命权、身体权、健康权、姓名权在内的人格权，禁止用侮辱、诽谤等方式损害公民、法人的名誉权；名誉权受到侵害时，权利人有权要求停止侵害、恢复名誉、消除影响、赔礼道歉、赔偿损失。《中华人民共和国民法典》规定了网络服务提供者对于谣言的合理注意义务和管理义务，对于一些互联网企业来说，如果没有及时对谣言进行处理，任其发酵造成严重后果，将会承担侵权责任。《中华人民共和国治安管理处罚法》第二十五条规定，散布谣言，谎报险情、疫情、警情或者以其他方法故意扰乱公共秩序的，处以行政拘留或罚款。国务院颁布的《突发公共卫生事件应急条例》第五十二条，以及《重大动物疫情应急条例》第四十八条都规定，在突发事件发生期间散布谣言而扰乱社会秩序、市场秩序的，应当予以行政处罚；构成犯罪的，依法追究刑事责任。

第三类是关于互联网的专门法律法规。《中华人民共和国网络安全法》《全国人民代表大会常务委员会关于加强网络信息保护的决定》《互联网信息服务管理办法》等法律法规中都有关于网络谣言治理的条款。《中华人民共和国网络安全法》第十二条（基本原则）、第二十四条（实名制）、第四十七条（网络运营者安全保障义务）及第五十条（政府部门管理监督）等均涉及网络谣言治理。

法律法规的具体条文对谣言做出科学界定是非常有必要的，这样可以实现对谣言的精准打击。但现行的法律法规条文中尚无对谣言或网络谣言的精确定义。

第七章　健康谣言的处置与信息管理

章节目标

· 了解健康谣言的处置流程。

· 明晰健康谣言处置过程中的信息管理流程及技术方案。

章节导论

健康谣言的传播不仅会误导大众，导致大众对健康问题的认识和处理不当，还会对个人的身体健康造成严重的影响。我们需要采取有效的措施来制止健康谣言的传播，并对健康谣言进行合理的处置，避免健康谣言的扩散。这需要相关部门加强对健康谣言的监测和预警，建立健全健康谣言处置机制，提高健康谣言识别和处置的能力；加强对信息的管理和发布，确保信息的真实性和客观性，避免健康谣言的传播；建立更加科学、客观、准确的信息发布机制，提高信息发布者的责任感和义务感，保证信息的准确性和权威性。

健康谣言处置与信息管理是当前社会面临的一个重要问题，其重要性不可忽视。相关部门需要加强健康谣言处置与信息管理的科学研究，提高健康谣言处置与信息管理的效率和准确性，加强跨部门、跨行业的合作和协调，形成合力，共同应对健康谣言，为大众的健康安全提供有力的保障。

第一节　健康谣言的处置流程

在信息爆炸的时代，健康谣言满天飞，对人们的健康和心理都会产生不良影响。因此，如何识别健康谣言、控制健康谣言的传播渠道，成为公共卫生部门、医疗机构和社会各界共同面临的挑战。

一、健康谣言识别

健康谣言识别是健康谣言处置中至关重要的一环。健康谣言往往以生动有趣的方式传播，有时甚至利用了大众的恐惧心理，引发大众恐慌。在信息传播过程中，我们需要通过科学、客观、准确的方式来识别健康谣言。健康谣言识别可以从信息源可信度、事实依据、逻辑推理、传播途径、专业态度等多个方面入手，提高大众识别健康谣言的能力，确保大众能够科学看待健康谣言，维护社会稳定。

信息源可信度：健康谣言往往以未经证实的图片、视频等形式传播，因此，在传播过程中，我们需要关注信息发布者的背景和资质，确保信息来源的可信度。

事实依据：健康谣言往往缺乏事实依据，为了引起大众的共鸣，往往会夸大其词、捏造事实。因此，我们需要在传播过程中，注重引用权威来源的信息，确保信息的真实性。

逻辑推理：健康谣言往往经不起严密的逻辑推理，容易误导大众。因此，在传播过程中，我们需要用科学的思维方式，引导大众形成正确的判断。

传播途径：健康谣言往往通过微信、微博、抖音等社交媒体平台传播。在传播过程中，我们需要关注并阻断健康谣言可能的传播途径。

专业态度：面对健康谣言，我们需要保持专业的态度，避免传播健康谣言，引导大众科学地看待健康谣言，减少健康谣言对社会的影响。

二、健康谣言的传播过程

1948 年，美国政治学家、传播学四大奠基人之一的哈罗德·拉斯韦尔（Harold Lasswell）发表了《社会传播的结构与功能》一文。在这篇文章中，拉斯韦尔明确了传播过程及其 5 个基本构成要素，包括谁（who）、说什么（what）、通过什么渠道（in which channel）、对谁（to whom）说、取得了什么效果（with what effect），即"5W 模式"。健康谣言的传播过程也具备这 5 个基本构成要素。

健康谣言传播者：健康谣言的传播者通常有特定的目的，如制造恐慌、推销产品或传播虚假信息等。这类人群往往利用社会舆论、大众对某些事物的关注，制造出谣言，从而达到自己的目的。

健康谣言信息：健康谣言通常包含虚假或者夸大其词的信息，如"某产品可以治愈癌症""某药物可以治愈所有疾病"等。这类健康谣言容易误导大众，导致大众对某些事物产生恐慌和担忧。

健康谣言传播途径：健康谣言的传播途径多样，常见的如社交媒体、聊天软件、新闻报道等。

健康谣言的接受者及效果：健康谣言在传播过程中，往往利用人们的心理，如好奇心、恐惧、愤怒等，制造出一种强烈的情绪氛围，使人们容易受到健康谣言的影响。

健康谣言是社会中不可忽视的问题，必须引起高度重视。政府部门、媒体和大众应共同努力，加强信息质量筛查，提高大众信息素养，引导舆论导向，共同维护社会稳定和大众安全。

三、健康谣言的传播路径

健康谣言的传播是一个复杂的过程，涉及个体主观臆测、情绪效应等多种因素。健康谣言的传播路径往往具有以下特点。

健康谣言的传播离不开个体主观臆测。健康谣言的传播往往源于个体对现实情境的主观臆测，如对某个事件或现象的误解、夸大或歪曲等。这些主观臆测往往受到个人的认知、经验、价值观等因素的影响，使得健康谣言具有一定的可信度。

健康谣言的传播受到情绪效应的影响。健康谣言往往能够在特定情境下引起人们的恐慌、焦虑等负面情绪，从而促使人们传播健康谣言。同时，健康谣言的传播也为个体提供了一种情感寄托和归属感，使个体在面对危机时能够得到群体的支持和认同。

健康谣言的传播容易受到从众心理和压力的影响。人们往往受到周围人群的影响，倾向于传播符合大多数人观点的健康谣言。同时，健康谣言的传播也会给个体带来压力，促使个体为了适应群体或减轻压力而传播健康谣言。

健康谣言的传播受到社会环境和集体记忆的影响。健康谣言往往在特定的社会环境中产生，如在特定群体中传播，或者在特定历史情境下出现。同时，健康谣言的传播也受到社会环境和集体记忆的影响，如集体记忆中的相似性使得相似的健康谣言更容易被传播。

对健康谣言传播路径的分析需要从个体主观臆测、情绪效应、从众心理和压力、社会环境和集体记忆的影响等多个方面进行考虑。在处理健康谣言时，需要综合运用各种手段，包括媒体宣传、法律法规、情感疏导等，形成综合性的健康谣言治理体系，提高健康谣言治理的效果。

四、健康谣言的影响范围评估

健康谣言的影响范围评估是健康谣言处置的重要环节。健康谣言的传播范围评估主要包括健康谣言在社交媒体、网络平台、大众传播等方面的影响范围评估。

在社交媒体上，对健康谣言的影响范围评估可以通过健康谣言的转发次数、评论次数、点赞次数等指标进行。在网络平台上，对健康谣言的影响范围评估可以通过监测健康谣言的传播路径、点击量、访问量等指标进行。在大众传播方面，对健康谣言的影响范围评估可以通过调查健康谣言的传播路径、影响人群的规模等指标进行。通过对这些指标的评估，可以全面了解健康谣言的影响范围，为健康谣言的处置提供科学依据。

五、健康谣言责任判定

健康谣言责任判定指在处理健康谣言时，需要明确健康谣言的责任主体，对于造谣者、传播者、转发者等不同角色，需要根据其行为和事实的关联程度来确定其是否应该承担相应的法律责任。

首先，在健康谣言传播的过程中，造谣者往往是最为关键的责任主体。他们制造谣言可能是为了达到某种目的，如引起社会关注、获得利益等。因此，在处置健康谣言时，我们需要对造谣者进行深入调查，掌握其行为动机，并对其进行处罚。

其次，传播者是健康谣言传播过程中的另一个关键责任主体。他们可能是健康谣言的传播者，也可能是健康谣言的转发者。传播者在传播健康谣言时，可能并没有制造健康谣言的主观意图，但他们的行为可能导致健康谣言的传播。因此，在处置健康谣言时，我们需要对传播者进行教育和警示，让他们认识到传播健康谣言的严重性，并自觉遵守法律规定。

最后，转发者虽然不是健康谣言的制造者，但他们的行为也可能对健康谣言的传播起到一定的推动作用。因此，在处置健康谣言问题时，我们也需要对转发者进行适当的引导和管理，避免他们成为健康谣言传播的助推者。

六、健康谣言处置措施的制定

健康谣言处置措施的制定需要综合考虑健康谣言的类型、来源、传播路径和影响范围等因素。针对不同类型的健康谣言，需要采取不同的处置措施。对于恶意的健康谣言，需要及时制止并举报，同时将相关证据保存备查，以便后续的调查和处理。对于无害的健康谣言，需要通过宣传、科普等方式，引导大众正确理解和识别健康谣言，消除大众的恐慌和误解。

在对健康谣言处置的过程中，我们需要注重信息的管理和发布。对于健康谣言信息，需要进行及时的核实和筛选，确保信息的准确性和真实性。在发布信息时，需要遵循科学、客观、真实的原则，避免夸大事实或曲解真相。同时，需要建立健康谣言信息的管理制度，规范信息的发布和传播，防止健康谣言的扩散和传播。

针对健康谣言处置措施的制定，还需要加强政府、媒体和社会组织的参与和协作。政府需要加强对健康谣言处置工作的指导和协调，制定健康谣言处置应急预案和措施，提供必要的资源和支持。媒体需要发挥专业性和公信力，及时发布权威信息，消除大众的疑虑和恐慌。社会组织需要积极参与健康谣言处置工作，开展大众教育和宣传活动，提高大众的健康素养和自我保护能力。

健康谣言处置措施的制定是保障大众健康和安全的重要措施。我们需要制定完善的健康谣言处置措施，加强信息的管理和发布，加强政府、媒体和社会组织的参与和协作，确保大众能够及时、准确地获取权威、科学、客观的健康信息。

第二节　健康谣言处置中的信息管理流程

一、信息收集与整合

在健康谣言的信息管理过程中，信息收集与整合是非常关键的一环。

首先，我们需要收集各种来源的信息，包括权威机构发布的数据、专业研究机构的成果、主流媒体的观点及社交媒体上的谣言等。这些信息可以帮助我们全面了解事件真相，并避免被不实信息误导。

其次，我们需要对收集到的信息进行整合。这包括整理不同来源的信息，消除重复和矛盾，并将其分类整理，以便更好地理解和利用这些信息。

对于健康谣言，整合信息的过程更加重要。由于健康谣言往往存在夸大、曲解或歪曲事实的情况，因此我们需要更加谨慎地对待健康谣言，并在整合信息的过程中进行筛选和判断。对于一些明显不实或与事实相悖的信息，我们应该予以否定或澄清，并及时发布正确的信息，以帮助大众更好地了解事件真相。

此外，在信息整合的过程中，我们还需要运用一些工具和技术来辅助我们进行信息处理。例如，我们可以使用搜索引擎来查找权威机构发布的数据、使用社交媒体监测谣言的传播情况、使用数据可视化工具来呈现信息等。这些工具和技术可以帮助我们更加高效地收集、整理和分析信息，为我们处理健康谣言提供更加科学和有效的手段。

健康谣言处置中的信息管理不仅需要政府部门、专业机构和媒体等各方共同努力，还需要我们每个人积极参与。只有通过我们每个人的努力，才能够更好地遏制健康谣言的传播，维护健康的网络环境和公共秩序。

二、信息审核与管理

在当今信息爆炸的时代，健康谣言和虚假信息层出不穷，这对人们的健康管理和健康信息传播带来了极大的挑战。因此，建立一套高效的信息审核与管理机制显得尤为重要。

首先，我们要认识到信息审核与管理的重要性。在这个信息传播渠道日益多样化的时代，健康谣言和虚假信息往往以各种形式传播，对人们的健康、安全和社会稳定产生不良影响。只有通过信息审核与管理，我们才能确保信息的真实性和可信度，有效降低健康谣言和虚假信息在传播过程中的影响。

其次，信息审核与管理需要建立一套科学、合理、严谨的机制。这包括制定明确的信息审核标准，明确哪些信息是健康谣言和虚假信息，哪些是真实可信的。同时，要加强对信息传播途径的管理，确保信息的传播途径符合社会公德，防止健康谣言和虚假信息通过非法途径传播。

此外，信息审核与管理还需要强化技术手段，提高信息处理效率。如今，大数据、人工智能等技术在信息审核与管理中发挥了越来越重要的作用。例如，通过大数据分析，我们可以快速识别健康谣言和虚假信息，提高信息审核的准确性；通过人工智能技术，我们可以实现信息的自动审核和分类，减轻人工审核的压力。

最后，信息审核与管理需要广泛动员社会力量，形成全民共治的良好局面。这意味着我们要加强信息发布者的责任意识，要求发布者主动审核信息，确保信息的真实性和可信度；同时，我们还要引导大众提高信息素养，学会分辨健康谣言和虚假信息，形成自觉抵制健康谣言和虚假信息的社会氛围。

三、信息发布与传播

随着互联网和社交媒体的普及，健康信息的传播途径越来越多样化，这也促进了健康谣言和虚假信息的传播。为了有效处理健康信息发布与传播的问题，需要采取科学合理的方法和技术手段。

首先，要加强对健康信息发布与传播的监管。政府部门应该制定相关法律法规，对健康信息发布与传播进行规范和监管。同时，要加强对网络谣言的监测和防范，对虚假信息进行及时识别和处理。此外，还需要加强对健康信息发布者的培训和教育，提高其专业素养和道德水平，使其发布的健康信息更加真实可靠。

其次，要加强对健康信息发布与传播的科技支持。可以利用大数据、人工智能等技术手段，对健康信息进行精准监测和分析，提高健康信息的真实性和可信度。同时，还可以运用区块链技术，建立健康信息的溯源和追踪机制，确保信息的真实性和完整性。

最后，要加强对健康信息发布与传播的社会监督。社会各界应该积极参与对健康信息发布与传播的监督，对健康谣言和虚假信息进行揭露和批判。同时，还需要加强对健康信息发布者的社会责任和义务的宣传和教育，提高其社会责任感。

四、信息监控与调整

随着互联网的普及和社交媒体的兴起，健康谣言传播的速度越来越快、范围越来越广。网络信息的监控变得尤为重要，这需要各级网信部门、公安部门等机关的严密配合，通过建立完善的信息监控系统，做好信息调整，进行舆论导向引导。

建立一个完善的信息监控体系，对健康谣言的传播途径进行实时监控，对健康谣言内容进行深度分析，以及定期对健康谣言进行汇总和整理，以便及时了解健康谣言的传播状况和趋势。建立一个专业的信息处理团队，负责对收集到的健康谣言信息进行及时的判断和处理。此外，我们还需要加强与相关部门的协作，形成健康谣言防范与处置的合力。

面对健康谣言，不能采取一刀切的做法，而应该采取科学、理性的态度。对于符合事实的健康信息，应积极传播，引导大众形成正确的价值观；对于不符合事实的健康谣言，应及时澄清事实真相，避免健康谣言的扩散。此外，还需要加强对健康谣言的举报和处置，形成全民共治的良好氛围。

在信息监控与调整的过程中，还需要关注健康谣言的源头。健康谣言的传播往往与特定群体、特定事件、特定人物等因素密切相关。因此，在信息监控与调整过程中，应当深入了解健康谣言的传播特点，挖掘健康谣言背后的社会问题，从而采取更有针对性的措施。

同时，我们还要关注健康谣言对大众心理和行为的影响。健康谣言的传播往往会对大众产生不良影响，导致大众对信息的判断能力降低、对权威信息的信任度降低等。在信息监控与调整过程中，应当注重健康谣言对大众心理和行为的影响，加强对大众的心理疏导，提高大众对信息的判断能力和对权威信息的信任度。

第三节　健康谣言的管理技术方案

一、健康谣言检测技术

健康谣言的传播往往会对社会造成不良影响，我们可以通过文本分析、情感分析等技术对健康谣言进行检测。

文本分析是指通过对文本数据进行处理、分析和解释，从而检测出健康谣言文本。这种技术可以对文本数据进行预处理，如去除停用词、特殊符号、标点符号等，提高文本数据的可读性和可理解性。然后，可以采用各种文本分析算法，如 TF－IDF 算法等，来检测出健康谣言文本。TF－IDF 是一种常用的文本分析算法，它可以根据关键词的词频和文本中其他词语的词频，来判断文本的重要性。文本分类算法可以根据预设的类别，对文本进行分类，从而实现对健康谣言的检测。

情感分析技术是文本分析技术的补充，它可以更深入地分析文本的情感特征，从而提高健康谣言检测的准确性。情感分析技术主要包括词典法、词汇法和情感分析算法等。词典法是一种基于词汇的情感分析技术，可以根据词汇的词义和上下文来判断文本的情感极性。词汇法则是基于单词的情感极性来分析文本的情感特征。情感分析算法则是通过机器学习训练情感分类器，从而实现文本的情感分类。比较流行的情感分析算法包括朴素贝叶斯、支持向量机、神经网络等。

情感分析技术可以检测文本的情感极性，从而判断文本是否为健康谣言。同时，情感分析还可以检测文本是否符合健康谣言的某些特征，如是否含有特定的词汇、是否具有某些语法结构等。因此，结合文本分析技术和情感分析技术，可以实现更加准确、可靠的健康谣言检测。

二、健康谣言的分类

对健康谣言进行分类可以更好地管理和应对健康谣言。对健康谣言可以根据其来源和内容进行分类。根据来源，健康谣言可以分为传统媒体健康谣言、社交媒体健康谣言和自媒体健康谣言。传统媒体健康谣言通常来自传统媒体，如报纸、电视、电台等，这些健康谣言的内容往往更加可信，但往往缺乏确凿的证据和来源。社交媒体健康谣言则主要来自中央网信办发布的互联网新闻信息稿源单位（白名单来源）创建的微博、微信、论坛等社交媒体平台，这些健康谣言的内容往往是媒体编辑理解错误与能力不足引发的事实性差错。自媒体健康谣言则分为两类：一类由网友根据真实发布的内容肆意加工、编造，最终形成更加新奇、有趣、刺激的内容，但往往脱离事实本身，具有较强猎奇性。二是境外敌对势力、不法分子等编造极端、恶俗、不合常理的内容，这些内容甚至煽动民族情绪引发重大灾难，性质极其恶劣，需通过法律手段予以严厉打击。

针对不同类型的健康谣言，我们应该采取不同的应对措施。对于传统媒体健康谣言和社交媒体健康谣言，我们可以通过宣传、解释、澄清等方式来消除健康谣言的影响，同时也可以通过提供更加可信的信息和来源来建立公信力。对于主观恶性的健康谣言，我们可以通过宣传、封禁、删除等方式来制止健康谣言的传播，同时也可以通过提供更加可信的信息和来源来建立公信力。因此，对不同类型的健康谣言，需要采取不同的应对措施，既要宣传、解释、澄清，也要封禁、删除、制止，更要以身作则，积极引导大众科学看待健康谣言，从而避免健康谣言对社会造成危害。

三、健康谣言传播路径预测

构建基于文本特征和用户历史传播信息特征的健康谣言传播路径分析模型是一项具有挑战性且具有实际意义的研究。通过整合多种特征和模型结构，可以有效提高健康谣言检测的准确率，为维护网络空间的安全和稳定提供有力支持。

首先，收集健康谣言传播数据，并对其进行预处理。预处理过程包括数据清洗、分词、特征提取等步骤。数据清洗可以去除无用的数据，分词是将文本数据转换为可处理的数据结构，特征提取则是从文本数据中提取出有用的特征信息。这些特征信息将用于后续的模型构建和训练。

其次，构建基于文本特征和用户历史传播信息特征的健康谣言传播路径分析模型，该模型采用双向 GRU 和 ALBERT 相结合的神经网络结构。具体做法是，将文本特征表示作为输入，通过 GRU 网络提取用户历史传播信息的文本特征表示，然后将两者融合在一起，得到健康谣言传播路径的表示。最后，我们使用 softmax 激活函数对整个模型进行分类，预测健康谣言传播的路径。

在训练过程中，采用二元交叉熵作为损失函数，通过反向传播算法来优化模型。优化目标是使训练样本的预测值和实际输出值的交叉熵最小化。通过多次迭代训练，可以得到一个较为准确的健康谣言传播路径分析模型。

最后，使用该模型对健康谣言传播路径进行实时监测。当有新的健康谣言出现时，可以通过模型对健康谣言传播路径进行分析，预测健康谣言的传播效果。同时可以将模型应用于检测健康信息是否为虚假信息。通过实时监测和分析，可有效处置健康谣言，维护网络空间的秩序。

四、健康谣言的评估与监督

健康谣言的产生和传播不仅会危害社会稳定，还会对个人名誉和公共安全造成严重影响，我们需要积极建立健康谣言评估与监督机制，及时发现问题并加以处理。

（一）健康谣言评估机制的建立

健康谣言的产生和传播需要具备一定的条件，如健康谣言的来源不可信、内容不实、有情感煽动性等。建立健康谣言评估机制，需要从多个方面进行综合考虑。一方面，需要对健康谣言的来源进行评估，如是否为健康谣言的传播者，或者对健康谣言的传播路径进行追踪和分析；另一方面，需要对健康谣言的内容进行评估，如其是否与事实相符、是否具有煽动性等。通过这些评估手段，可以及时发现健康谣言并加以处置。

（二）健康谣言监督机制的建立

健康谣言的传播需要一定的途径和环境，如果没有人进行监督，健康谣言就可能被广泛传播。建立健康谣言监督机制，需要对健康谣言的传播途径和人员进行有效的监控和分析。例如，对于健康谣言的传播途径进行追踪和分析，及时发现健康谣言的传播源；对于健康谣言的传播人员进行分析，及时发现健康谣言的传播者。通过这些手段，可以及时制止健康谣言的传播，减少健康谣言的负面影响。

（三）健康谣言评估与监督机制的实施

建立健康谣言评估与监督机制后，需要进行有效的实施。实施过程中需要注重数据分析和信息共享，以确保评估与监督的准确性和及时性。同时，需要注重信息公开，以便大众了解健康谣言评估与监督的机制和进展。

五、健康谣言的防控与干预

健康谣言的传播不仅会对社会造成不良影响，还会对个人、企业产生负面影响。因此，如何有效地防控与干预健康谣言的传播，已成为当前社会面临的重要问题。主要的健康谣言防控与干预策略如下。

（一）加强信息监测与分析

健康谣言的传播通常需要一个过程：从酝酿、扩散到最终被证实或证伪。因此，信息监测与分析是健康谣言防控的首要环节。信息监测可以通过各种手段，如网络舆情监测、社交媒体监测等来实现。对于已经产生的健康谣言，需要及时进行分析，了解其传播途径、影响范围和影响程度，以便采取有效的干预措施。

（二）加强对信息发布和传播途径的控制

健康谣言的传播往往需要特定的传播途径，如社交媒体、手机短信、电子邮件等。因此，要有效地防控健康谣言的传播，就需要加强对信息发布和传播途径的控制。对于健康谣言的传播源头，应该采取措施限制其传播范围，如删除虚假信息、封禁传播健康谣言的社交媒体账号等。同时，要合理规划信息发布和传播途径，加强信息内容的审核和管理，防止健康谣言通过非法途径传播。

（三）建立健康谣言防控应急机制

健康谣言的传播常常会造成严重的社会影响，如损害个人声誉、集体利益和社会稳定等。因此，建立健康谣言防控应急机制，对于维护社会稳定和公共安全具有重要意义。健康谣言防控应急机制应该包括健康谣言监测、健康谣言分析、健康谣言防控应急预案和健康谣言处置流程等方面，确保快速、准确地应对健康谣言传播的突发事件。

（四）加强法律和伦理约束

健康谣言的防控不仅需要用到技术手段，还需要从法律和伦理的层面进行约束。健康谣言的传播可能会对个人、企业和社会产生不良影响，如造成财产损失、声誉损害等。因此，应该加强对健康谣言传播的法律和伦理的约束，依法打击健康谣言的传播，维护社会稳定和公共安全。

健康谣言防控与干预需要采取多种手段和方法，同时也需要建立完善的应急机制和法律法规。此外，还需要加强社会大众的伦理素养，提高其对健康谣言的辨别能力，引导大众文明传播信息，共同维护社会的安全稳定。

第八章　数字技术在健康谣言
辟除中的应用

章节目标

- 了解人工智能在健康谣言辟除中的应用。
- 掌握大数据在健康谣言辟除中的应用。
- 了解区块链在健康谣言辟除中的应用。
- 了解虚拟现实技术在健康谣言辟除中的应用。

章节导论

随着社交媒体和智能手机等的普及，健康谣言的传播速度更快、范围更广。一些健康谣言还会对大众的健康和安全产生负面影响，如虚假的药物、食品和养生信息等。健康谣言的传播现状令人担忧。随着数字技术的发展，人工智能已经可以帮助人们识别和过滤健康谣言，大数据可以分析和追踪健康谣言的传播路径，区块链可以建立可追溯的信息记录，虚拟现实可以模拟真实场景，提高大众的健康意识和科学素养。

大众也需要提高自身的信息素养，学会分辨健康谣言和真实信息，不轻信未经证实的信息，避免传播和相信健康谣言。政府、媒体和社会组织也应该加强对健康谣言的监管和治理，广泛推行信息素养教育和宣传，提高大众的健康意识和科学素养。

第一节　人工智能在健康谣言辟除中的应用

健康谣言往往是没有确凿的证据和科学依据的，需要寻找证据来验证其真实性。人工智能可以通过搜索引擎查找相关领域的专家意见，或者通过数据库和医学期刊来查找相关的研究结果等方式，快速找到可靠的来源和证据来证明某个说法的真实性，快速判断信息的可信度，从而避免大众受到健康谣言的影响。

一、人工智能在健康谣言辟除中的应用方向

▶ **案例 8-1**

2019 年年底新型冠状病毒感染疫情暴发，各种健康谣言和虚假消息频传，导致公众恐慌和不安情绪加重。为了解决这一问题，许多机构和个人都开始采用人工智能来辟谣。其中，一些社交媒体平台和搜索引擎会通过人工智能来识别和过滤与新型冠状病毒相关的健康谣言，防止"信息疫情"传播。常见方法是利用自然语言处理技术，对大量的相关信息进行筛选和分析，从而判断哪些信息是健康谣言，哪些信息是真实可信的。

随着科技的发展，人工智能逐渐渗透到各个领域，为人们带来便捷的体验。在健康领域，人工智能也有着广泛的应用前景。在健康谣言的辟除方面，人工智能将极大地提高辟谣的效果和准确性。人工智能可以在信息的收集和分析上发挥重要作用。利用大数据分析技术，可以快速获取网络上的健康谣言信息，并对这些健康谣言信息进行分类、标注，以便于后续的辟谣工作开展。同时，人工智能还可以从多个来源收集信息，如新闻报道、社交

媒体、政府公告等，以便获取更全面、准确的辟谣信息。

通过自然语言处理技术，人工智能可以生成更准确、更权威的辟谣信息，提高辟谣的效果。此外，人工智能还可以通过智能推荐系统，将辟谣信息推送给更可能需要该信息的人群，提高辟谣信息的覆盖率。利用人工智能，可以实时监测辟谣数据的成效，及时发现问题并进行调整。同时，人工智能还可以通过数据评估技术，对辟谣效果进行量化分析，为辟谣工作提供科学依据。

人工智能的应用可以更加有效地辟谣，提高大众的健康素养，减少健康谣言的传播，为构建健康社会作出贡献。然而，人工智能在辟谣方面也存在一定的局限性。在实际应用中，人工智能需要与其他方法相结合，发挥各自优势，进而形成一个完善的辟谣体系。

二、健康谣言辟除中应用的人工智能技术

健康谣言在健康领域中蔓延，对大众的健康产生影响。为了帮助大众分辨健康谣言和真实信息，我国政府已经意识到健康谣言防控的重要性，并采取了一系列措施加强健康谣言防控。与此同时，大众的健康意识也需要不断提高，以便更好地抵御健康谣言的威胁。

通过深度学习、自然语言处理等技术，人工智能可以识别健康信息中的关键词、短语和句子，从而判断其是否为健康谣言。此外，人工智能还可以利用大数据分析，分析健康谣言传播的路径和速度，为辟谣工作提供有力支持。相较于传统的人工辟谣方法，如专家咨询、病例比对等，人工智能在健康谣言识别和判断方面具有明显优势。此外，人工智能还可以通过模型优化，实现辟谣效果的持续提高。

通过分析个人的病历、症状、需求等信息，人工智能可以为

个人提供个性化的辟谣建议。此外，人工智能还可以根据个人的反馈调整辟谣策略，提高辟谣效果。随着人工智能的不断发展，我们可以利用大数据、云计算等技术，实现辟谣工作的自动化和智能化。这样，辟谣工作将更加高效、精准。

第二节 大数据在健康谣言辟除中的应用

互联网和社交媒体让人可以轻松获取包括健康信息在内的各种信息。然而，许多信息可能是健康谣言或未经证实的说法，这给人们的健康带来了潜在的风险。近年来，大数据的发展为健康谣言辟除提供了有力的工具，帮助人们更好地了解和处理健康信息。

一、大数据在健康谣言辟除中的应用方向

▶ 案例 8-2

人民日报社、新华社、光明日报社等中央主流新闻媒体陆续开设了舆情监控平台，为健康谣言的判断带来科学数据和证据支持。新华社的舆情数字中心、中国互联网联合辟谣平台等机构，在各类舆情、谣言大数据的支持下，有效辟除各类谣言。可见，大数据可以帮助辟谣者快速查找相关数据和资料，并提供可靠的证据支持，为辟谣者提供有力的证据。

大数据可以用于健康谣言辟除的许多方面。

首先，大数据可以收集和分析大量的健康数据，包括医疗记录、疾病症状、药物反应等，这些数据可以帮助医生和研究人员评估某种治疗或预防方法的有效性，并帮助制定更适宜的医疗

方案。

其次，通过监测社交媒体和网络上的健康信息，可以发现和制止健康谣言的传播。还可以使用大数据来评估某种治疗或预防方法的安全性和有效性，并提供科学依据，以帮助大众做出更明智的决策。

再次，通过分析健康数据和行为模式，可以提供个性化的健康建议，帮助大众更好地管理和预防疾病。还可以使用大数据来评估某种生活方式或饮食习惯的优缺点，并得到科学的饮食建议。

最后，通过监测患者的健康数据和生活行为，可以更好地预测疾病的发生和发展，并提供更准确的医疗建议。还可以使用大数据来跟踪和管理药物的研发和使用，以确保治疗的安全性和有效性。

虽然大数据在健康谣言辟除中的应用还存在一些挑战，但它可以为大众提供更好的健康信息和更适宜的医疗建议。

二、健康谣言辟除中应用的大数据技术

随着互联网的普及和信息传播速度的加快，健康谣言和虚假信息也变得越来越普遍。为了应对这一问题，健康谣言辟除逐渐成为人们关注的焦点。大数据在健康谣言辟除中的应用主要包括以下几个方面。

（一）数据挖掘和分析

大数据可以从海量的健康信息中挖掘出有价值的信息，并通过数据分析和处理，找出健康谣言和虚假信息的传播路径和规律，从而为辟谣工作提供有力的支持。

（二）社交网络分析

社交网络分析技术可以用于分析社交网络中的健康谣言和虚假信息的传播路径和影响力，从而为辟谣工作提供有针对性的支持。此外，社交网络分析还可以用于监测大众对于健康信息的关注度和态度，从而为辟谣工作提供舆论基础。

（三）健康谣言检测和过滤

大数据可以用于检测和过滤健康谣言和虚假信息。通过自然语言处理和机器学习等技术，可以实现对健康信息的自动检测和过滤。例如，通过文本分析和情感分析，可以检测出健康谣言和虚假信息的情感倾向和关键词，从而实现自动过滤和分类。此外，大数据还可用于对已有的健康信息进行审核和监管，确保信息的准确性和真实性。

第三节　区块链在健康谣言辟除中的应用

区块链是一种去中心化的分布式数据库技术，通过将数据存储在网络中，实现数据的透明性和安全性。在健康领域，区块链可以为健康谣言的传播提供追踪和辟谣的功能。在新型冠状病毒感染疫情防控期间，区块链技术被广泛应用于各种健康领域，如辟谣、信息共享和健康管理等。

一、区块链在健康谣言辟除中的应用方向

▶ **案例 8-3**

在医疗纠纷处理中，区块链可以用于记录患者与医疗机构的

诊疗过程、病历、检查报告等关键信息。一旦出现医疗纠纷，双方可以利用区块链进行证据收集和比对，并经过区块链共识算法进行裁决。这种去中心化的处理方式可以有效预防矛盾的升级和医疗资源的浪费。利用区块链，可以确保医疗信息的真实、完整、不可篡改，便于医患双方进行证据的收集和比对。

区块链可以为健康谣言的管理提供追踪功能。健康谣言往往是通过社交媒体、网络等渠道进行传播的，难以追踪和辟谣。而区块链可以通过记录每个信息传播的节点，实现信息的追踪和分析。一旦发现健康谣言的传播，区块链可以自动进行审核和处理，将健康谣言的信息从网络中移除，减少其传播范围。

区块链可以为健康谣言的辟谣提供支持。在区块链上，用户可以发布相关信息，并与其他用户进行互动。如果用户发现某条信息为健康谣言，他可以将其发布到区块链上，并设置标签，以便其他用户可以快速识别和避免其传播。此外，区块链还可以通过智能合约实现自动化的健康谣言辟除。例如，当有用户发布一条健康谣言时，智能合约可以自动进行审核，并将该信息移除。

区块链可以为健康管理和精准医疗提供支持。区块链可以记录患者的健康数据，包括病历、诊断结果、治疗方案等。这些数据可以被其他医疗人员和药品研发机构访问，实现健康信息的共享和交流。同时，区块链可以确保健康数据的安全和隐私，避免信息泄露和不当使用。

二、健康谣言辟除中应用的区块链技术

传统的健康谣言辟除方式多依赖于专家和权威机构，然而这种模式容易受到信息传播的逐级放大和健康谣言传播速度快的影响。而区块链作为一种去中心化的数据库，具有不可篡改、公开透明、安全可靠等特点，可以有效避免健康谣言的传播。

在区块链的应用中，健康谣言辟除可以分为以下几个步骤：首先，用户可以自主创建辟谣信息，包括健康谣言的来源、内容、证据等信息。其次，用户可以将辟谣信息上传到区块链网络中，并设置辟谣的截止日期。最后，在区块链网络中，辟谣信息会通过共识机制进行验证和确认，确保信息的真实性和可靠性。

传统的健康谣言辟除往往需要用户透露大量的个人信息，而区块链可以确保用户个人信息的安全。同时，利用区块链还可以实现辟谣信息的公开透明，让更多人能够了解辟谣信息，从而提升辟谣的效果。

第四节 虚拟现实在健康谣言辟除中的应用

虚拟现实（Virtual Reality，VR）在当今社会已经不再让人感到陌生，在游戏、娱乐、培训、教育等领域都有广泛应用。随着虚拟现实技术的不断发展，一些不实信息、健康谣言也进入了虚拟世界。

一、虚拟现实在健康谣言辟除中的应用方向

▶ 案例 8-4

"信息疫情"比现实病毒更加凶猛、恐怖。虚拟现实可以模拟"信息疫情"传播的过程，分析信息的正确性。虚拟现实还可以通过动画演示，让大众了解更多真实信息，提高人们的防谣意识。除此之外，虚拟现实还可以通过虚拟形象来传递健康知识，吸引更多人关注健康信息。通过社交互动，人们更轻松地获取健康信息，从而提高健康素养。

虚拟现实具有高沉浸感、互动性和可塑性等特点，这些特点使得虚拟现实在健康谣言辟除中具有巨大的应用潜力。首先，虚拟现实能够为大众提供一个沉浸式的体验环境，让人们更加真实地感受到健康谣言的影响，从而提高对健康谣言的警惕性。其次，虚拟现实中的场景和角色可以设计成医生、专家等权威人士的形象，让大众更容易接受和信任辟谣信息。最后，虚拟现实还可以通过互动方式，让大众参与到辟谣活动中，共同维护网络环境健康。一些医疗机构和企业已经开始利用虚拟现实开展健康知识普及和健康谣言辟除活动。通过虚拟现实场景，大众可更加直观地了解健康谣言的传播途径和危害，提高大众对健康谣言的警惕性。此外，一些网络平台也推出了虚拟现实辟谣项目，利用虚拟现实技术，让大众在互动中学习到正确的信息，从而提高大众的健康素养。

虚拟现实在健康谣言辟除中的应用仍面临一些挑战。首先，虚拟现实的普及程度仍有待提高，很多人对虚拟现实并不了解。其次，虚拟现实在健康谣言辟除中的应用还需要克服一些技术难题，如如何设计更加贴近大众需求的场景和角色、如何提高虚拟现实的互动性和可塑性等。

二、健康谣言辟除中应用的虚拟现实技术

不实信息或谣言可能会通过虚拟现实传播，导致大众误解健康信息，从而对身体健康产生不良影响。为了解决这个问题，一些研究人员正在利用虚拟现实来辟谣。例如，创建一个虚拟现实平台，用户可以佩戴耳机，听到虚拟环境中不同的健康信息。这个平台还可以提供虚拟健康检查工具等技术，让用户可以更加轻松地检查自己的健康状况。目前，心理治疗师可以使用虚拟现实来帮助咨询者缓解压力和焦虑。在虚拟环境中创造出一个安全的环境，让咨询者可以安全地探索自己的内心世界。

通过创建一个虚拟现实平台，研究人员可以提供更加准确、权威的健康信息，用户可以轻松地获取健康知识。此外，虚拟现实还可以用于治疗，帮助患者更好地了解自己的身体和心理健康，从而更好地管理自己的健康。虚拟现实在健康谣言辟除中的应用前景广阔。通过利用虚拟现实，我们可以提供更加准确、权威的健康信息，协助辟除健康谣言。

第三部分

案例分析

第九章　医患传播中的日常案例

章节目标

- 了解门（急）诊议题中的健康谣言。
- 阐述影视作品和实际状况，分析手术议题中的健康谣言。
- 解读癌症议题中的健康谣言。

章节导论

看同一种病，跑不同的医院，各家医院 CT、B 超、实验室检查等结果互不相认，患者不断重复检查，检查报告单攒了一堆，付出无数的精力和费用，检查结果却大同小异……这是让许多患者感到郁闷乃至"窝火"的经历。这些经历导致大众对医院的信任感下降。加之一些医院反复强调检查结果互认"很困难"，表示重复检查是"为了患者的健康"，这更激化了医患之间的矛盾。应对这些现实中存在的问题，需要医生提供准确的健康信息、与患者进行有效的沟通并解答他们的疑问。大众应保持科学素养，获取可靠的健康知识，并避免盲目相信和传播健康谣言。同时，政府和媒体应加强监管和宣传，推动科学、准确的健康信息的传播，以保护大众的健康和利益。本章通过门（急）诊、手术、癌症 3 个议题，从媒体宣传影响就医行为、患者自身认知影响就医行为、影视作品宣传影响就医行为等方面，阐述健康谣言在医患传播中引起的误解误读。

第一节 门（急）诊议题中的健康谣言

门（急）诊是医院提供的一种医疗服务形式，门诊（Outpatient）指医院为没有住院需求的患者提供医疗服务的部门。急诊（Emergency）则是专门处理急救和紧急医疗情况的部门，可提供迅速的医疗干预。在门（急）诊的就医过程中，医生将会通过询问病史、查体、实验室检查、影像学检查等方式，判断疾病的轻重程度，从而对症下药或安排患者住院治疗。网络上充斥着大量的医疗信息，容易出现医疗信息过载的情况。这种医疗信息过载很容易引起大众对自身疾病的误判。

一、对门（急）诊医生诊治流程的误解误读

在门（急）诊就医的过程中，时常会有患者抱怨等待时间长、挂号难，好不容易看上了，医生没说几句话就"打发"患者去做各种检查或者开各种处方药，完全没有好好看病等。从患者的角度来看，就医问题、医患矛盾是一个难以调和的长期矛盾。从医护人员的角度来看，部分患者的无理取闹、不理解，给他们的职业生涯产生了严重的负面影响。"好话一句三冬暖，恶语半句六月寒"，医患之间的不信任、不融洽，才是双方之间最大的问题。以下是一些常见的门（急）诊中医患关系的谣言案例。

▶ **谣言 9-1：只有通过关系才能轻松挂号**

真相：这是一个常见的谣言，声称只有通过人际关系或金钱才能获得挂号名额。实际上，医院一般都遵循公平、公正的原则，通过预约系统或现场挂号为患者提供服务，而不依赖特殊的关系或背景。

▶ **谣言 9-2：门（急）诊医生只关心赚钱，不关心患者健康**

真相：这是一个常见的误解。门（急）诊医生致力于提供高质量的医疗服务，并尽力为患者提供最佳的治疗方案。虽然部分医院、医生可能存在商业利益的考虑，但大多数医生仍然以患者的健康为首要目标。

各医院秉持让患者更好就医的理念，制定了一系列管理规定。为了提高挂号效率和就诊体验，许多医院采用了电子挂号管理系统。通过该系统，患者可以线上预约挂号、缩短候诊时间、提供更加精准的就诊信息等；医院可以统计和分析挂号数据，优化资源配置和服务质量。在顺利挂号后，患者可以根据预约医生、预约时间等信息，合理安排就医行为。

医生通过长期的医学教育和临床实践积累了深厚的医学知识和专业经验，可以根据患者的病史和症状进行推理和诊断。工作中，医生会通过问诊了解患者的自感症状、既往史及与本次就诊有关的生活、工作和社会交往情况，观察患者就诊过程中的精神、语言表达等相关情况，并对其进行详细的体格检查等临床评估，获得关键信息。同时，医生会适当开具实验室、影像学等辅助检查，用于获取更多客观的诊断信息，并指导后续的诊断和治疗计划。不可否认，在实际工作中，少数医生为了个人利益，给患者开具重复的检查申请，从而引起患者的不满，并导致患者群体以少数代表多数，认为所有医生都这么做。

医生的行为也同样受到法律法规的约束。在我国，医生除了受《中华人民共和国宪法》《中华人民共和国刑法》等约束外，还需遵守医疗行业的《中华人民共和国医师法》《处方管理办法》《医疗机构药事管理规定》《医疗废物管理条例》《医疗机构医疗保障定点管理暂行办法》等诸多法律法规。2020 年，国家医疗保障局审议通过了《医疗机构医疗保障定点管理暂行办法》，自2021年2月1日起施行，其中第三十八条规定，"经办机构发现定点医疗机构存在违反协议约定情形的，可按协议约定相应采取以下处理方式：（一）约谈医疗机构法定代表人、主要负责人或实际控制人；（二）暂停或不予拨付费用；（三）不予支付或追回已支付的医保费用；（四）要求定点医疗机构按照协议约定支付违约金；（五）中止相关责任人员或者所在部门涉及医疗保障基金使用的医疗服务；（六）中止或解除医保协议"。

2023年10月26日，国家医疗保障局发布《关于加强定点医药机构相关人员医保支付资格管理的指导意见（征求意见稿）》（以下简称《指导意见》），明确管理对象（主要为定点医疗机构）为参保人提供医药服务的医疗类、药学类、护理类、技术类等卫生专业技术人员和定点零售药店为参保人提供使用基金结算的医药服务的药师。也就是说，医保基金的监管对象将从医药机构具体到医护人员个人。《指导意见》在加强管理措施一项中提出，要将定点医药机构相关人员医保支付资格管理情况纳入服务协议管理、年度考核范围及医药机构诚信管理体系，对一个自然年度内登记备案状态为中止或终止的人次超过一定比例的定点医药机构，视情况采取相应惩处措施。相信随着《指导意见》的实施，将进一步规范医生的执业行为。

二、对门（急）诊政策措施的误解误读

2018年，国家卫健委发布的《关于政协十三届全国委员会第一次会议第1305号（医疗体育类122号）提案答复的函》对加强静脉输液等临床合理用药管理进行了说明。其中强调自2011年开展抗菌药物专项整治活动起，静脉输注抗菌药物就是管理重点之一，国家卫健委每年部署抗菌药物管理工作任务，并在管理指标中对门（急）诊、住院患者抗菌药物使用率等提出要

求；重点强调要减少不合理的预防使用和静脉输注抗菌药物。①各地也结合实际制定了相应的管理政策。例如，江苏省规定自2016 年 7 月 1 日起，除儿童医院外，全省二级以上医院全面停止门诊患者静脉输注抗菌药物；浙江省调整制定了 2015 年版省级抗菌药物分级管理目录，要求全省三级医院率先全面停止门诊患者静脉输注抗菌药物，儿童医院、各医院儿科及其他医疗机构也要逐步减少直至停止门诊静脉输注抗菌药物。

静脉输液是现代药物治疗的重要给药途径，在治疗某些疾病和挽救患者生命方面具有不可替代的作用。但是，静脉输液的不合理使用，不仅不能改善治疗效果，还存在很多安全隐患，增加不必要的医疗成本。《2021 年国家医疗质量安全改进目标》与《2022 年国家医疗质量安全改进目标》均提出，应降低住院患者静脉输液使用率。《2023 年国家医疗质量安全改进目标》才将改进目标转变为提高住院患者静脉输液规范使用率。

政策的出台让静脉输液的管理更加规范化，这个过程需要患者思维上的转变。实际上，早在 2011 年，《人民日报》的一则文章就指出，我国一年的静脉输液量达 104 亿瓶，相当于 13 亿人每人输了 8 瓶液，远远高于国际平均水平。也就是说，中国人几乎把输液当成了"可乐"喝，一个"全民输液"时代悄然到来。静脉输液泛滥成灾，不是一个单纯的医学问题，而是一个严峻的社会问题。② 其实，WHO 就有"能吃药不打针，能打针不输液"的用药原则。静脉输液原本是在追求健康，但是很多人可能没有意识到，这样的行为反而威胁着自己的健康，而且是一个长久的

---

① 国家卫健委. 关于政协十三届全国委员会第一次会议第 1305 号（医疗体育类 122 号）提案答复的函. 2018.

② "能吃药不打针，能打针不输液"是基本原则［N/OL］. 人民网，http://health. ifeng. com/news/special/shuye/zuixin/detail _ 2011 _ 01/07/4085252 _ 0. shtml，2011-1-7.

威胁。滥用静脉输液，会给患者造成不良后果甚至危及患者生命。一些国家甚至视静脉输液为小手术，有些国家则根本没有静脉输液这一治疗措施。[①]

由于政策实施和公众宣传上的差距，很多人依旧还有"吊瓶森林"的记忆，依旧希望门诊有输液室，甚至有患者因为静脉输液需求无法获得满足，认为是医生故意刁难，进而产生医疗纠纷。

▶ **谣言 9-3：门（急）诊医生会过度开具处方药来获利**

真相：医生开具处方药是基于患者的病情和需要，并遵循临床指南和治疗准则。医生通常会选择最适合患者的药物，并依据药物的安全性和疗效进行判断。过度开具处方药是不符合医生的职业道德和法规的行为。

我国关于处方权限的管理主要依据《处方管理办法》。《处方管理办法》对处方的定义、处方权的获得、处方的开具、处方的调剂及监督管理等作出规定。[②]《处方管理办法》所称处方，是指由注册的执业医师和执业助理医师（以下简称医师）在诊疗活动中为患者开具的、由取得药学专业技术职务任职资格的药学专业技术人员（以下简称药师）审核、调配、核对，并作为患者用药凭证的医疗文书。处方包括医疗机构病区用药医嘱单。《处方管理办法》第十九条指出，处方一般不得超过 7 日用量；急诊处方一般不得超过 3 日用量；对于某些慢性病、老年病或特殊情况，处方用量可适当延长，但医师应当注明理由。医疗用毒性药

---

① 世卫用药原则在中国被颠覆 我国成为输液重灾区［N/OL］. 央广网，https://health. huanqiu. com/article/9CaKrnJFZb1，2014-12-15.

② 中华人民共和国国家卫生健康委员会. 对十三届全国人大五次会议第 4433 号建议的答复. 2022.

品、放射性药品的处方用量应当严格按照国家有关规定执行。①

2005年11月2日新华社发布的《专家提醒："预防性输液"没有科学依据》一文就提出，天气渐变冷，正是心脑血管疾病高发期，不少没发病的中老年人，到医院就医时根据"经验"要求医生开具不合理的治疗，如输液，以预防心脑血管疾病。实质上，输液本身可能增加感染机会和发生输液反应。输液过程中，进入血管内的杂物可引发血液感染，造成血管内皮损伤，损伤之处可导致脂肪沉积，使动脉粥样硬化，久而久之形成新的梗死。医生在开具处方的过程中，会综合考虑患者的实际情况。如果患者没有相关症状，医生不会主动给患者输液，即便出现症状，也要明确症状出现的原因，判断是否需要输液治疗，如果不需要，会对患者进行劝导。

医生拥有处方权，而一张处方就是一本"教科书"。患者的医学知识大多是从医生那里学到的。所以，处方权不仅是权力，更是责任。我们常常说"教学相长"，良好的医患关系也是"教学相长"的一种。

三、对门（急）诊环境消杀的误解误读

新型冠状病毒感染疫情暴发后，环境消杀已经成为人们记忆中不可磨灭的事情，各医院也更加重视防范院内感染。但在大众的记忆中，门（急）诊卫生环境脏、消杀差。其实，这也是一种误解误读。

▶ **谣言 9-4：门（急）诊是细菌繁殖的温床**

真相：医院门（急）诊会采取各种措施来确保清洁和卫生，以防止交叉感染。医院会定期进行清洁和消毒，同时鼓励和要求

① 中华人民共和国国家卫生健康委员会. 处方管理办法［S］. 2007.

患者和医护人员遵守洗手和使用口罩等卫生习惯，以减少疾病传播的风险。

▶ **谣言9-5：医院走廊中的细菌会引发感染**

真相：有人认为医院走廊空气中存在大量细菌，可能会引发感染。然而，细菌在医院内部和外部都普遍存在，医院通过通风和消毒等措施来管理和控制细菌，并没有证据表明停留在医院走廊中就会更容易感染。

▶ **谣言9-6：急诊室让人更容易感染**

真相：有人认为在急诊室等待时，会面临较高的感染风险。尽管急诊室可能会有一些传染病患者，但医院采取了隔离和感染控制措施，以最大限度地降低传染病传播的风险。此外，患者和其他陪同人员也可以采取个人防护措施，如勤洗手、佩戴口罩等。

门（急）诊并不是细菌繁殖的温床，而是为了处理急性疾病、创伤和其他紧急情况而设立的医疗机构。事实上，门（急）诊采取了一系列措施来确保患者在这些场所接受安全、快速和有效的医疗服务。第一，门（急）诊执行严格的感染控制措施。医护人员会按照卫生部门的指导方针，采取洗手、戴口罩、穿戴防护衣等措施来降低病原体传播的风险。第二，门（急）诊还定期进行清洁和消毒，以确保环境卫生。第三，门（急）诊会对患者进行分级和分流。根据疾病类型和严重程度，患者会被迅速评估和分级，优先处理急性疾病、创伤和其他紧急情况，以保证其及时救治。这种分级和分流机制有助于减少患者等候时间，并最大限度地降低细菌传播的风险。第四，门（急）诊还提供紧急情况下使用的手术室和设备。这些设备专门用于处理紧急手术和急救，确保患者能够及时获得必需的医疗干预。

为了减少门（急）诊环境污染的风险，医院会采取以下措施：一是确保医疗废物正确分类、储存和处置，按照相关规定进行无害化处理；二是建立合理的排泄物管理制度，提供妥善的如厕设施和个人卫生用品；三是加强空气质量监测，确保通风良好，并采取适当的防护措施；四是定期进行清洁和消毒，使用适当的消毒剂和消毒方法，确保环境卫生；五是设立专门的感染控制团队，培训医护人员并执行感染控制政策等。

医院作为服务患者的人员密集场所，院内感染风险仍然存在，要时刻保持高度警惕，医院防控措施也应随着环境的变化进一步调整完善。例如，在门（急）诊、住院部入口处张贴提示牌，提醒进入院区特别是病区的人员做好自身防护，正确佩戴合规口罩，保持有效距离、不聚集；设置无陪护病区，特殊住院患者禁止探视，规避交叉感染风险。

健康谣言可能源自个人经验或对相关信息的误解误读，我们应该保持批判思维，寻求可靠的医学资讯和医生的建议。咨询医疗专业人士可以帮助我们识别不准确的信息，获得正确的医疗知识和决策依据。

第二节 手术议题中的健康谣言

医疗题材影视作品中经常出现的手术场景令大众印象深刻。本节通过影视作品与现实生活中的对比，阐述手术治疗过程中健康谣言是如何产生的。

一、影视作品中对手术的误解误读

在影视作品中，医生通常能够立即做出准确诊断，并迅速处理患者。然而，在现实生活中，手术及相关操作通常需要患者耐心等待就诊。医生需要根据每位患者的症状、体格检查和必要的辅助检查等进行评估，并可能需要一定的等待时间才能做出诊断。

影视作品源于生活，却高于生活。外科医生手术前的手部消毒，是整台手术不可忽视的一个部分，在大部分的医疗题材的影视作品中都会出现。《无限生机》《外科风云》等影视作品中外科手消毒不规范的画面饱受诟病。《无限生机》第二集中，出现手术医生衣服袖口较低，不符合规范。《外科风云》第三集中，医生洗手手臂朝下，手的弯曲度达不到要求等也不符合规范。

医生在外科手术中扮演着至关重要的角色，他们需遵循严格的卫生标准和操作规程，以保持手术部位的无菌性，并确保手术成功和患者安全。现实中，医疗行业规范和各医院都有着对外科手消毒的相关规定。

某医院外科手消毒步骤

一、原则

1. 先洗手，后消毒。

2. 不同患者手术之间、手套破损或手被污染时，应重新进行外科手消毒。

二、洗手方法

1. 外科手消毒之前应先摘除手部饰物，并修剪指甲，指甲长度应不超过指尖。

2. 用水湿润双手，取适量抗菌洗手液于掌心，按六步洗手法充分清洗双手，并认真揉搓前臂和上臂下1/3。清洁双手时，应注意清洁指甲下的污垢和手部皮肤的褶皱处。

3. 流动水冲洗双手、前臂和上臂下1/3。

4. 使用干手物品擦干双手、前臂和上臂下1/3。

三、免洗手消毒方法

1. 用右臂的肘部挤压免洗手消毒剂 5mL 于左手掌心，将右手指尖（包括整个指甲部）浸于免洗手消毒剂中 5 秒。

2. 将免洗手消毒剂涂抹在整个右前臂和上臂下 1/3，画圈揉搓整个右前臂和上臂下 1/3 以保证覆盖所有的皮肤，揉搓至干，需 10~15 秒。

3. 同上法涂抹左手指尖、左前臂和上臂下 1/3。

4. 六步洗手法洗手。

（1）用右臂的肘部挤压免洗手消毒剂 5mL 于左手掌心，双手互相揉搓至手腕部，整个过程需 20~30 秒。

（2）将免洗手消毒剂覆盖于整个手表面至手腕，掌心相对旋转揉搓。

（3）用右手掌心前后揉搓左手背至手腕，反之亦然。

（4）掌心相对，十指交叉揉搓。

（5）弯曲手指关节在另一手掌心中前后揉搓。

（6）左手大拇指扣入右手掌心旋转揉搓，反之亦然。

5. 依据实际情况需求，重复以上步骤进行外科手消毒，每次手消毒时间不少于 60 秒。

除了外科医生的手消毒，手术室中还有其他消毒措施，如表面消毒、器械消毒和灭菌等，这些在影视作品中常常被忽略或简化。影视作品往往为了戏剧效果而夸张或简化现实情况。现实生活中涉及外科手消毒和手术室消毒时，操作步骤和卫生要求应遵循专业的医疗指南和标准操作程序，以确保手术过程的安全和卫生。

医生在手术前会穿戴特殊的帽子、口罩、护目镜、防护衣等，还会戴上无菌手套，以避免将细菌或其他污染物带入手术台。在影视作品中，为了戏剧效果，常常忽略手术室穿戴问题。

实际上，手术室穿戴有着明确的规定和注意事项。

某医院穿手术衣穿戴注意事项

1. 穿手术衣必须在手术间进行，四周有足够的空间，穿衣者面向无菌区。

2. 穿衣时不要让手术衣触及地面或周围的人或物，若不慎接触，应立即更换，巡回护士向后拉衣领、衣袖时，双手均不可触及手术衣外面。

3. 穿折叠式手术衣时，穿衣人员必须戴好手套方可接取腰带。

4. 穿好手术衣、戴好手套，在等待手术开始前，应将双手放在手术衣胸前的夹层或双手互握置于胸前。双手不可高举过肩、垂于腰下或双手交叉放于腋下。

在影视作品中，还有许多因为艺术创作引起大众误解误读的画面。《外科风云》在拍摄时为了追求艺术效果，调整了无影灯的角度，以保证拍摄的打光，因此剧中呈现的效果与真实手术室中的效果有一定差距。[①]

在现实生活中，手术室中的无影灯用于提供明亮、均匀的光照，以帮助医生在手术过程中清晰地看到手术区域。无影灯的角度应根据手术操作的要求进行调整，以确保手术区域得到足够的照明。医生需要根据手术器械和手术部位来选择合适的灯光角度，使其能够直接照射到手术区域，并避免产生阴影或眩光。同时，手术室团队中的医生、护士和麻醉师等成员，他们会协作来

---

① 张赫. 频频出错的国产医疗剧，原来是这样拍出来的［N/OL］. 新京报, https://www.toutiao.com/article/6421503792948314370/?channel=&source=search _tab, 2017−5−19.

确保无影灯角度的适当调整。医生可能会与其他团队成员共同决定最佳的灯光角度，以满足手术要求。

此外，为了增加戏剧效果和吸引观众，影视作品经常夸大或简化手术过程和对手术器械的描绘。例如，在影视作品中有时会描绘医生或护士在手术过程中错误使用手术器械。实际上，在手术室中医疗团队会进行严格的手术前准备和数量清点，以确保正确使用和准确计数手术器械。又如影视作品中可能出现医生或护士在手术过程中误用或颠倒器械的顺序。实际上，医疗团队会经过专业培训，了解正确的器械使用顺序，并遵循标准操作程序，以确保手术器械的正确使用等。

在现实生活中，手术室里的医疗团队会采取严格的操作流程和卫生准则，进行仔细的器械摆放和手术前准备，以确保手术的顺利进行和患者的安全。患者如果有任何疑虑，可以与医疗机构或医生进行沟通，获取准确的信息。

《新京报》2017 年对一些医疗题材的影视作品导演进行采访，这些导演表示大部分医疗题材的影视作品强调戏剧冲突，追求戏剧性和视觉效果，不是专业的医疗纪录片。[1] 影视作品使用剧本和演员来演绎故事，通常采取场景搭建、表演、剪辑等技术手段，以营造戏剧性的效果。而纪录片追求真实记录，更注重现场拍摄、采访、纪实性镜头和真实声音，通常避免剧本和人为的操控，力求真实再现。《中国医师》《大国医者》《最美逆行者》等医学领域的纪录片近几年才开始出现。这些纪录片通过真实的故事和专业的解说，向观众展示了中国医学界的进步、挑战和成就。它们不仅可以普及医学知识，还为大众提供了一个深入了解

---

① 张赫. 频频出错的国产医疗剧，原来是这样拍出来的 [N/OL]. 新京报, https://www.toutiao.com/article/6421503792948314370/?channel=&source=search_tab, 2017-5-19.

中国医疗体系和医务工作者的机会。观看这些纪录片也可以为大众提供更全面的医学信息，促进医学科普和健康教育。因此，大众应充分理解影视作品和纪录片的区别，保持批判思维，审视影视作品中所呈现的信息，并且理性对待其中的故事情节和角色塑造，以避免盲目接受或误解其中所传达的观点和价值观。

二、现实生活中对手术的误解误读

住院手术往往有着一套烦琐流程。首先，在门诊就诊后由医生判定患者是否符合住院手术条件，符合条件者医生在门诊开具住院单并告知后续流程。其次，患者入院当天按照住院单上预约的时间到医院办理入院手续。最后，患者拿着办理好的入院手续到专科病区入院接受相应治疗。住院手术期间，病区医护人员言语、行为的不恰当，有可能令患者产生较为严重的误解误读。

（一）善意的谎言往往是误解误读的开始

面对年迈老年人、年幼孩童、重症等手术患者，患者家属有时会要求医护人员配合隐瞒病情。这个时候，往往医生会根据家属意见和患者说"放心吧，切除肿瘤后就好了""您身体这么硬朗，手术完后还能活 100 岁"这类善意的谎言。有时，同病室的其他患者，通过"比较病情"的方式，认为自己也是这样。之后可能会出现两种较为极端的情况：一是同病室的患者同样不太清楚自己的病情，只是想当然地认为自己也一样，并告诉家属"医生说了没事"。倘若遇到该患者家属没有和医生充分沟通，就会出现一定的麻烦。二是同病室患者清楚知道自己的病情，出于好心，不忍心让深受同样病痛折磨的人被隐瞒；又或是出于不良动机，刻意告诉被隐瞒患者，将实情和盘托出，导致善意的谎言被揭穿。此时，家属不敢承认是自己要求隐瞒信息，医生就成了"替罪羔羊"。

因此，医生在工作中，想要通过善意的谎言来隐瞒病情，还是要有一定条件的。第一，使用善意的谎言必须有家属在场，同时要注意保护该患者及其同病室患者的情绪，不要因为安抚一位患者引起其他患者的"浮想联翩"。第二，使用善意的谎言必须具有辅助治疗效果，患者的信念和态度一定程度上影响治疗效果，可通过这种方法来增强患者的信心，并提高治疗的成功率。第三，使用善意的谎言必须具有保护患者安全的作用，有些人心理承受能力较弱，一旦知道真相很可能对自己、对同病室的患者具有威胁，采取自残或其他危险行为。

在大多数情况下，医生应该优先选择坦诚和真实的沟通方式，以建立双方的信任，并确保患者能够做出知情决策。使用善意的谎言应该是有限且经仔细考虑的选择，医生应该在道德和职业准则的指导下行事。

（二）语言表述不清引起误解误读

"医生，明天就要手术了，我听说全麻影响大脑，会让人反应迟钝，能改用局麻吗？""医生，手术伤口是不是特别疼，疼到使用止疼泵还是特别疼？""医生，现在天气那么热，做手术是不是不太合适？我这病能不能缓缓，等天气凉点再做？""医生，手术完后，我是不是就要卧床不起了？要不然休息不好，影响恢复。"

手术前，这些常见的健康谣言都会在医生耳畔重复。这些健康谣言都是怎么出现的呢？实际上，有些是随着科学技术的发展，被淘汰掉的"糟粕"，有些则是来自患者的"合理想象"。

"夏天不宜做手术"这一健康谣言的产生源于患者对切口感染率增加的顾虑。实际上，手术后切口出现感染的原因主要包括术中污染（手术部位本身就有大量细菌存在，如胃肠道手术、脓肿手术等）、术前消毒不严格（如手术间、手术用物、患者皮肤等消毒不严格，手术时把病原菌带入切口内，造成切口污染）、切口暴露时间过长（切口暴露时间过长一方面会使局部的组织细胞脱水，抵抗力降低；另一方面切口容易被空气中的病原菌污染，导致切口感染）、手术操作不当（如术中违反无菌原则）、术后护理不当（如没有保持局部清洁干燥，没有定期对切口进行消毒等）。不可否认，夏天温度高，人体出汗增多，切口不容易保持干燥，理论上可能会增高切口感染率，但到目前为止没有医学研究证明切口感染与季节有关，患者只需要在术后定期换药即可。

"手术后要卧床休息"这一健康谣言的流传范围很广。实则不同手术要求不同，有些需要适当卧床或绝对卧床一段时间，绝大多数手术在患者麻醉清醒、体力允许情况下都可以下床适当活动，甚至鼓励患者早期下床活动。

但是在医患沟通的过程中，对这些问题的沟通往往会出现无效沟通。如医生已经给了回复后，患者转头说"不要听他的，他说的不对"。又如医生沟通能力较差，用"我怎么知道""哎呀，那些不能信""听医生的还是听网络的，你自己决定"等话语。医患双方形成互相不信任的状态，产生了隔阂，降低了沟通效果。

第三节　癌症议题中的健康谣言

随着生活节奏加快、生活压力加大，一些人形成了不健康的生活方式，如晚睡晚起、暴饮暴食、运动不足等，加上人口老龄化的影响，癌症的发病率持续上升。2022 年 2 月，国家癌症中心发布了全国癌症统计数据（由于全国肿瘤登记中心的数据一般滞后，本次报告发布数据为全国肿瘤登记中心收集汇总的全国肿瘤登记处 2016 年登记资料）。2016 年我国癌症新发病例 406.4 万（图 9－1）；男性发病率高于女性（207.03/10 万 vs168.14/10 万）；总体上，城市发病率高于农村（189.7/10 万 vs176.2/10 万）。①

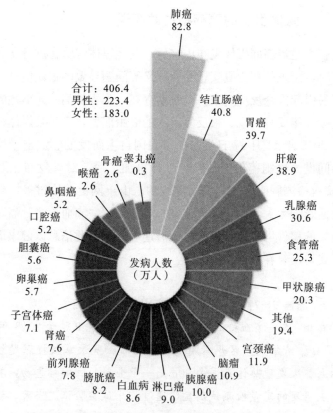

图 9－1 2016 年我国癌症发病情况（单位：万人）

随着癌症受关注度越来越高，有关癌症的健康谣言也满天

---

① 春雨. 最新！国家癌症中心发布：2022 年全国癌症统计数据［N/OL］. 医世界，https://page.om.qq.com/page/OKdD2v4LYuZMTNCPea5x9xhw0?source＝cp _1009，2022－10－13.

飞，打开网络到处都是"防癌食谱"。为了科学普及防癌知识，帮助大众理性认知癌症的预防和治疗措施，本节通过中国互联网联合辟谣平台辟谣标签中有关"癌症/肿瘤"的内容，分析大众对癌症的认知行为。

一、媒体引发的癌症相关健康谣言

官方主流新闻媒体发布内容后，其他媒体编辑在进行文字再加工时，出现的部分真实、断章取义等问题导致的错误信息，是最容易引起大众反应，且将会长期存在，不容易消除。下述的这则连续 5 年反复出现、被反复辟除的健康谣言，正是某媒体将新华社 2013 年 11 月 17 日发布的《我国自主研发的癌症定量检测产品问世》这则稿件中的内容进行再加工后，对外发布主题为"一滴血检测肿瘤"的内容而导致的。由于网上舆论过多，产生的负面影响太大，新华社再度发布名为《"一滴血检测肿瘤"不准确》的稿件以澄清误读。但此后连续 5 年，此信息以健康谣言的形式，反复在互联网上出现。

▶ **谣言 9-7："一滴血"能查出十几种肿瘤**

真相："一滴血检测肿瘤"的传闻，最早出现于 2013 年 11 月 17 日。清华大学召开新闻发布会宣布，罗永章教授课题组在国际上首次发现热休克蛋白 90α 是一个全新的肿瘤标志物，其团队自主研发的定量检测试剂盒已通过临床试验验证。当天，这个情况被某些媒体解读为"一滴血检测肿瘤"，相关文章在网络上被大量转载，引发网友热议。实际上，"一滴血检测肿瘤"的说法很不准确，确切地讲，应该叫"监测肿瘤"。随后的 10 年间，"一滴血"成为一种表达方式，不断误导大众认知。通过血液检查，分析肿瘤标志物含量，对肿瘤有一定的诊断价值，而且随着时代发展，其诊断准确率不断提高。但肿瘤诊断需要全面检查，包括病史、查体、血液分析、影像学检查，最终确诊还需要病理学检查。

在临床中，肿瘤血液标志物分析在肿瘤诊断中有着比较重要的价值，在一定程度上可以反映肿瘤的发生、发展，但也有一定的假阳性，不是某些值高了，就一定得癌了。一些正常组织或良性肿瘤及炎症反应，也可能使血液肿瘤标志物水平升高，甚至一些肿瘤标志物在炎症时，可以明显升高，如糖类抗原 125（CA125）。癌症诊断要全面客观评估，需综合血液肿瘤标志物检查、影像学检查等，但最终还需病理学检查。所以，当怀疑自己患有癌症，需要进行癌症筛查时，一定要到正规医院寻找专科医生通过询问病史、查体、血液分析、影像学检查，甚至病理学检查等手段进行诊断、鉴别。

官方主流新闻媒体承载着报道事实、传递知识的责任，在大众中具有较高的权威性和指导性。当记者、编辑撰写新闻报道出现偏差，或者解读官方稿件时出现误解误读，都会对大众的认知产生长期、深远的负面影响。正如这则"一滴血检测肿瘤"健康谣言一样，虽然不是新华社的自我解读，但新华社的权威性让大众不加怀疑地选择信任，再加上稿件在大众中关注度较高，参与解读的地方媒体较多，从而出现了误解误读。尽管澄清及时，但健康谣言在网络不断反复出现，大众的误解误读难以被消减。

二、大众认知中的癌症相关健康谣言

山西太原市白先生最近做了一次体检，体检报告显示甲状腺有结节。白先生不知道结节是个啥。他找周围人问了一圈，有人说结节没大事儿，十个人里八个有结节，也有人说结节一不小心就是癌，得赶快做手术切了。白先生心里不踏实，准备去医院挂号问一问。①

体检通常被认为是预防疾病和保持身体健康的重要手段之一。随着人们体检意识的提高、医疗器械精确度的升级，许多不被重视的"小毛病"出现在大众的视野里。结节是体检中检出率较高的一种病变。对于结节的发病机制，目前医学界还没有完全明确，很多结节和癌症的发生都受多重因素的影响，如遗传、激素水平、饮食、生活习惯等。可见，健康的生活方式对于预防疾病十分重要。在日常生活中，大众自觉关注健康并进行体检的习惯已经初步养成，但大众对健康的认知却依旧滞后。"结节不是病""结节等于癌症"等理念困扰着一定群体。实际上，结节是指在身体组织中出现的小团块或肿块，它可以是良性的（非癌性）或恶性的（癌性），其中大多数是良性的。

早在 2004 年 4 月 25 日新华社发布的《专家指出：肿瘤可防可治，但要谨防误导》一文就已指出，目前在癌症治疗方面存在两个误区：一是很多人认为癌症是不治之症，得了癌症干脆不治；二是广告、偏方等号称可以治愈癌症，夸大数据，误导患者。近 20 年过去了，这样的谣言并未消除，依旧在互联网上广泛传播，并被大众所信任。

"癌症是不治之症"是人们在长期与疾病斗争过程中，形成的刻板印象。随着科学技术的发展、医疗水平明显提升，官方机构、媒体、医疗行业人员都会宣传"癌症是慢性病"的理念，但人们根深蒂固的"癌症是不治之症"的认知，并没有发生太多改变。癌症早就是可治之症了，如甲状腺癌、乳腺癌、早期肝癌等，可达到 80%～90% 的治愈率。许多癌症患者在治愈后仍活跃于各行各业，所以大众无需对癌症抱着恐惧的心理，甚至讳疾

---

① 马晓媛. 体检查出的"结节"，一定会发展为癌症吗？［N/OL］. 新华网，http：//www. news. cn/politics/2023－04/18/c ＿1129533908. htm，2023－4－18.

忌医。当然我们也不讳言，癌症仍然是威胁健康和生命的一个重大疾病，关键是要正确地对待，早发现，早治疗。得了癌症并不就是被判了死刑，癌症还是可以预防的。

俗话说"习惯成自然"，人们的很多日常行为因为多次反复而定型，所以行为在发生时几乎常常不受意识的控制，对这些无意识行为很难有一个合理的解释。广告营销是健康谣言产生的重要原因之一。中央网信办举报中心曾经多次开展各类广告举报打击工作，但因为利益的驱使，这些虚假广告往往会改头换面、死灰复燃。广告营销者就是"瞄准"患者急于康复的心情，经常鼓吹所谓的肿瘤专家，有偏方可以治好癌症。很多人轻信广告找到这些所谓的专家治疗，最后到正规医院治疗时，钱都花光了，而且已经到了晚期，贻误了最佳治疗时机。如果有人说能把所有癌症都治好，这个人要么无知，要么就是骗子，希望大众能够多多了解癌症预防与治疗的相关知识，对待癌症有一个科学的态度。

三、与饮食有关的癌症相关健康谣言

提到猪油拌饭、猪油渣、猪油炒菜，一股童年的味道也随之在味蕾深处绽放。但是，最近几年关于猪油的争议也屡见不鲜。"猪油饱和脂肪含量高，是心血管疾病的元凶，能不吃就不吃""中国人祖祖辈辈使用猪油，现在不吃猪油了心脏病反倒成了第一大杀手""猪油可以解毒，去除河豚等海鱼中的毒素""吃猪油能抗癌"等说法都广为流传。实际上，从营养学界的研究结果来看，吃太多猪油对心血管会造成一定负面影响。首先，猪油中的脂肪很大一部分是饱和脂肪，占到40％以上。大量研究发现，饱和脂肪摄入过多会增加甘油三酯和低密度脂蛋白胆固醇（坏胆固醇）的水平，增加心血管疾病风险。其次，猪油吃太多，总脂肪摄入过高会增加肥胖风险，也不利于心血管健康。所以，从健康角度，我们还是应该少吃富含饱和脂肪的食物，这些食物不仅包括猪油，还包括牛油、棕榈油等。①

除了猪油，味精相关话题也是大众关注健康饮食过程中，容易遇到的健康谣言。

▶ 谣言9-8：高温烹饪时使用味精可致癌

真相：味精的主要成分为谷氨酸钠，很多食物里都有它，并不是什么有毒物质。谷氨酸钠加热到120℃以上时，可能会产生焦谷氨酸钠，这也就传说中味精致癌的"罪魁祸首"。但其实，焦谷氨酸钠并不致癌，温度过高只是会使其丧失鲜味，所以"味精致癌"这一说法子虚乌有。

传播学领域经常会提到"漏斗效应"，指一个人说了100个字，向下传播时，下一个人所接受的信息中，100个字中可能有1个字发生了改变，再传就慢慢变成了谣言。所以各行各业、各个领域都会在传播中产生谣言。具体到"吃"的话题，中国是一个饮食文化大国，人们在"吃"的方面更容易分享自己的感悟和体会，因而在传播过程中容易生成一些谣言。随着人们对营养与健康的需求度增强，"少吃饭能饿死肿瘤""花生、海鲜、牛羊肉是癌症加速器"等与饮食有关的健康谣言也不断出现。

▶ 谣言9-9：少吃饭能饿死肿瘤

真相：此前有文章宣称，肿瘤细胞喜欢糖，所以肿瘤患者不要吃太多的糖，甚至少吃饭，以饿死肿瘤。事实上，肿瘤细胞相对于正常细胞能够摄取更多葡萄糖和其他营养物质。恶性肿瘤是

---

① 阮光锋. 猪油能保护心血管还有解毒、预防癌症等功效？经常吃的一定要看看！［EB/OL］. 中国互联网联合辟谣平台，https://www.piyao.org.cn/20230625/5122e2eb13e049c4880d29194501e219/c.html，2023-6-25.

一种慢性消耗性疾病，患者需要更多的营养物质满足身体所需，抵抗疾病，节食不但不会饿死肿瘤，反而会让患者身体营养状况恶化，抵抗力下降，不利于抗肿瘤治疗。

大众认知中还有不吃饭、少吃饭等能杀死肿瘤的"偏方"。这些都是利用大众对于治愈疾病的渴望而出现与传播的一些谣言。相关真相就如上述案例所述，当然，适当地少摄入糖，有利于减少肥胖症和心血管、内分泌疾病的发生。

第十章　乳腺癌议题中的医患沟通

章节目标

- 分析医患沟通不畅导致医疗纠纷的机制。
- 阐述患者的心理特征及医患沟通策略。

章节导论

当前，全球疾病谱和健康危险因素正在发生复杂变化，WHO 国际癌症研究机构发布的 2022 年全球癌症负担数据显示，乳腺癌已超过肺癌成为全球发病率最高的恶性肿瘤。我国卫生健康工作也在迎接新的挑战，根据 2022 年全球癌症统计报告（GLOBOCAN 2022）数据，我国乳腺癌发病率在近些年来逐渐升高，已达到 357200 例/年，这一数据受到了专家学者的广泛关注。[①]

乳腺癌是女性常见的恶性肿瘤之一，手术是治疗该疾病的主要方式之一。在乳腺癌手术过程中，医患沟通不畅可能导致患者的误解和不满意，进而引发医疗纠纷。提高医生的沟通技巧、加强患者教育和鼓励共享决策，可以改善医患沟通，减少医疗纠纷的发生。医疗机构也应加强质量控制和透明度，为患者提供可靠

---

① 赵玉沛, 刘荫华. 中华医学会乳腺外科临床实践指南（2022 版）[M]. 北京：人民卫生出版社，2022.

的信息和服务。这些努力可以改善乳腺癌手术中的医患沟通问题，促进医患关系的良好发展。本章旨在探讨乳腺癌手术中医患沟通不畅引发的医疗纠纷，并分析其中的机制和相应的解决策略。

第一节　医患沟通不畅及应对方式

医疗活动中，与患者的交流就是保障患者的知情同意权。医患沟通过程中，医生需要在法律约束的前提下，运用医学的专业性和人际沟通的艺术性，与患者进行交流，最终达到治疗目的。

一、信息不对称导致医患沟通不畅

▶ **案例 10−1**

某患者，半年前因"发现右侧乳腺肿物 1 年余"来门诊就诊，门诊医生通过查体、超声检查怀疑是乳腺癌，为患者预约了乳腺 X 线、MRI 检查，两项检查提示右侧乳腺占位，BI−RADS 4C，单发病灶，约 4cm×3cm，右侧腋窝淋巴结可疑异型性。进一步行右侧乳腺肿物空芯针穿刺活检、右侧腋窝淋巴结细针穿刺活检，提示右乳浸润性癌，Ⅲ级 8 分，ER（−）、PR（−）、HER−2（3+）、Ki−67（80％+）；右侧腋窝淋巴结可见癌转移。完善全身检查，未见全身转移。患者 TNM 分期为 $cT_2N_1M_0$，分子分型为 HER−2（+）、ER（−）。患者有保乳意愿，具备新辅助化疗指征。制定新辅助化疗方案（TCbHP，每 21 天 1 次，共执行 6 周期），进行肿瘤的体表定位。新辅助化疗期间评估肿瘤逐渐缩小。

6 周期新辅助化疗结束后，彩超下肿瘤已经看不太清楚，患者接受右乳癌保乳术＋右侧腋窝淋巴结清扫术，术后切口愈合良好，5 天后出院。

（一）沟通不畅

医疗过程中，患者及家属有时会因为经济问题、社会问题，怀疑医生为了赚钱安排过多检查项目。在案例 10-1 患者诊治过程中容易发生的误解如下。

一是患者已经进行了查体、超声检查、乳腺 X 线等检查，在已经同意进行超声引导下乳腺活检的情况下，没有必要行 MRI 检查，医生是为了多赚钱才安排的检查。

二是患者情况不错，新辅助化疗后肿瘤已经缩小至无，可以进行"保守治疗"而没有必要进行手术。医生非让进行手术是为了赚钱。

（二）医生释疑

1. 完善相关检查的必要性

医生好比是拿枪站岗的哨兵，突然发现远方有一个模糊的人影，在没弄清除对方是朋友还是敌人之前，能射击这个人吗？显然不行。对于医生而言，发现患者身体里多出一个可能是肿瘤的东西，为取得这个东西是不是肿瘤病灶的病理学证据，就必须进行局部穿刺取出细胞，在显微镜下看看究竟是"好人"还是"坏人"，从而帮助确定治疗方案。至于完善影像学检查，是为了进一步确定这个"模糊人影"的性质，同时为后续治疗留下循证依据。乳腺癌是一个全身性疾病，初诊时需要做全面检查，了解有没有全身重要器官转移，包括肺部、腹部等部位，并根据是否有转移制定不同的治疗方案。

2. 保守治疗还是手术治疗

新辅助化疗后肿瘤已经缩小至彩超看不到了，是采取保守治疗还是手术治疗？可以通俗地把这两种治疗方案比作对待危险分子的两种手段。就好比，村子里潜入一只野兽，村主任可能组织村民冒一定的危险抓捕野兽，一举消灭它（即手术治疗）；村主任也可能通知村民加强防备，遇见野兽则进行驱赶，要断其粮、消耗其体力，让其自生自灭（保守治疗）。在治疗过程中，医生充当了村主任角色，患者就是村民，如果患者决定手术治疗，就要用最好的状态去面对，与医生默契配合，齐心协力对付疾病。化疗好比给野兽围了一圈栅栏，在栅栏中不断消耗野兽，最理想的状况是将其消耗致死。但这仅限于最理想状态。有时候看似消失的野兽，有可能是狡猾地躲了起来，如果采取保守治疗，很有可能在栅栏消失后（停止保守治疗后），它再次来犯。

二、术前谈话生硬导致医患沟通不畅

▶ 案例 10-2

某患者，以"发现左侧乳腺肿物 2 月余"来门诊就诊，结合病史、查体、血液检查、超声、乳腺 X 线等检查怀疑乳腺癌。收入院后进一步完善各项检查，进行超声引导下空芯针穿刺活检，活检术后出院。

7 个工作日后活检结果报告为浸润性乳腺癌，分子分型为 Luminal A 型，腋窝淋巴结未见明显异型性。患者再次入院，主管医生进行流程性术前沟通，照本宣科地交代术中可能出现的风险等；麻醉医生再次与患者及其家属进行麻醉、术后是否使用镇痛泵及麻醉意外等情况的沟通，并要求签字。手术中取左侧腋窝前哨淋巴结送冰冻切片病理学检查，淋巴结未见癌转移（0/3），进一步行左乳全切除术。术后切口愈合良好，8 天后拔除引流管出院。

术后患者长期口服内分泌治疗药物。

（一）沟通不畅

在案例 10-2 中，手术前主管医生、麻醉医生陆续和患者及其家属进行谈话。谈话中，医生照本宣科地交代手术风险，导致患者和家属抱怨，甚至恐惧手术、拒绝进行手术。其中的主要原因如下。

一是主管医生与患者及其家属术前谈话时，往往将病情说得很重，同时照本宣科地交代手术风险而不加以解释，导致患者及其家属产生恐惧心理。

二是麻醉医生与患者及其家属术前谈话时，极力推销镇痛泵，导致患者家属若不用将会有"负罪心理"。同时，麻醉医生照本宣科地介绍麻醉意外，更加剧了患者及其家属对手术的恐惧，导致术前想要终止治疗，停止手术。

（二）医生释疑

1. 主管医生的谈话技巧

术前谈话时，主管医生需要将要实施的医疗措施、医疗风险等内容交代清楚，并在此过程中解答患者及其家属的疑问，以便得到患者及其家属的理解和同意。接受手术治疗的患者，难免会产生恐惧、紧张、焦虑等情绪，或者对手术及预后有顾虑。术前谈话也是解决患者心理负担，使其做好心理准备的必要措施。主管医生应从关怀、鼓励的角度出发，围绕病情、施行手术的必要性、可能取得的效果、手术危险性、可能的并发症、术后恢复过程和预后等进行谈话。术前谈话需要技巧，谈话时应注意通俗易懂、以情感人，避免生硬。医患之间应互相沟通、互相理解，主管医生不应以命令式的口吻，说出"手术都是有风险的，也是不可避免的""手术后情况或预后难说"等话语，而应该以朋友的口吻交流，如"根据你的病情，为了解决……问题，需要行手术治疗，如果不手术，可能会有……结果""如果手术，手术当中可能会出现……情况，术后恢复……，预后……"等。

2. 麻醉医生的谈话技巧

一般情况下，术前麻醉医生会说，"不用害怕，等下打一针睡一觉，手术就做完了"。术中，麻醉医生会再利用几分钟的时间与患者拉近距离、心贴心交流，询问手术前睡眠情况，告知术中会一直陪伴在身边，以缓解患者的紧张情绪。术后，麻醉医生则会主动告知患者术中麻醉情况，并着重强调清醒后的注意事项等。

实际上，任何手术都有风险，患者及其家属有知情权，主管医生有必要在术前谈话时将可选的治疗方法、可能的风险用通俗易懂的语言告知患者及其家属，取得他们的理解。如果主管医生刻意隐瞒手术风险或说得不清楚，给患者及其家属造成一种误解，认为这是一个小手术，没有什么风险，那么术后万一出现各种问题，患者及其家属就可能无法理解，不配合后续治疗，甚至可能会产生医疗纠纷。

第二节　患者的心理特征及医患沟通策略

乳腺癌患者接受适合的抗肿瘤治疗后，可以获得较长的生存期。但乳腺癌的病因十分复杂，许多发病机制还不十分清楚。社会－心理因素不仅与癌症的发生、发展密切相关，不良心理反应和应对方式对癌症患者的生存期也存在显著的影响。

一、患者的心理特征

尽管现代医学对癌症的诊断和治疗有一定的发展，但对部分癌症仍"束手无策"，以至于人们谈"癌"色变。因此，当患者得知患癌时，往往会产生严重的心理反应。癌症患者的心理反应大致分为 4 期（表 10-1）。

表 10-1　癌症患者心理反应分期[①]

分期	表现	持续时间
休克-恐惧期	当患者初次得知自己身患癌症的消息时，反应剧烈，表现为震惊和恐惧，同时会出现一些躯体反应，如心悸、眩晕及晕厥，甚至木僵状态	不足 1 周
否认-怀疑期	当患者从剧烈的情绪震荡中冷静下来时，常借助否认机制来应对由癌症诊断带来的紧张和痛苦。所以，患者开始怀疑医生的诊断是否正确，患者会到处求医，希望找到能否定癌症诊断的医生，希望有奇迹发生	1~2 周
悲愤-沮丧期	当患者的努力并不能改变癌症诊断时，患者情绪变得激惹、愤怒，有时还会有攻击行为；同时，悲哀和沮丧的情绪油然而生，患者常常感到绝望，有的患者甚至会产生轻生的念头或自杀行为	2 周后
接受-适应期	患癌的事实无法改变，患者最终会接受和适应患癌的现实，但多数患者很难恢复到患癌前的心境，常处在慢性的抑郁和痛苦中	4 周后

在癌症治疗中，严重的不良反应常常会给患者带来暂时或持久的心理冲击，如化疗和放疗所引发的恶心、呕吐及脱发，使患者深感苦恼，严重影响患者的自信和伤害患者的自尊，致使部分

---

① 姚树桥，杨艳杰. 医学心理学［M］. 7 版. 北京：人民卫生出版社，2023.

患者变得退缩，不愿与人主动交流。乳腺癌改良根治术是一种较为严重的有创性医疗手段，器官切除会导致功能丧失或体相损毁，使患者对自己的身体或外貌难以认同，从而产生自卑和抑郁的情绪。

在治疗的过程中，应该同时给予患者适当的心理干预，这样可以帮助患者减轻心理痛苦，尽快适应和认同自己的身心变化，同时配合抗癌综合治疗，提升患者生活质量。心理干预包括告诉患者真实的信息、纠正患者对癌症的错误认知、处理患者的情绪问题、减轻其痛苦等。其中，纠正患者对癌症的错误认知是减少医疗纠纷的重要内容。"癌症等于死亡"是患者在知道患癌时的第一反应，也是患者产生消极情绪的主要原因。这种错误的认知，让多数患者"知难而退"。此时，医生应帮助患者了解癌症的科学知识，接受癌症诊断的事实，及时进入和适应患者角色，使其积极配合抗癌治疗。

二、医患沟通策略

▶ **案例 10-3**

某患者于某医院就诊，希望了解了乳腺癌术后治疗方案，被要求住院治疗。入院48小时，她没有从医护人员那里得知有关治疗信息。患者询问主管医生，主管医生答复："我忙着呐，哪像你那么闲。"后扬长而去。患者觉得委屈，出现哭泣行为。主管医生开始"哄骗"。入院72小时后，因未得到想要的治疗方案及治疗信息，患者出院。

患者认为，该医院医生不具备基本的医学人文素养，延误病情，同时对患者进行言语攻击，态度恶劣。当患者出现极端情绪后，草率制定治疗方案，"赶"其出院。

医疗服务中，使用正确的医患沟通方法，必须遵循医患角色的特征和医疗工作的性质。医疗工作的功能是实施人性化的优质诊疗服务，患者就医的主要目的是诊治疾病，且同时又有一定心理和社会需求。因此，临床中的医患沟通需要符合医患双方的特征，最终达到医患间全方位的信息交流。

（一）注重医学人文建设

患者在医院里最关注医护人员对其的态度及工作是否负责，具体体现在两个方面：一是是否提供及时有效的医疗行为，二是是否有亲和善意的人文行为。

医患沟通中，医疗行为和人文行为两者缺一不可。医疗行为本身是技术性的，但如何给予则是由人文行为决定，医护人员主动且善意的言行，体现出了人道与仁爱的医学人文精神。

（二）规范医生的职业语言

良好的职业语言能增进医患之间的友谊，有益于提高诊疗效果、妥善处置医患矛盾。正如张金哲院士在谈及医患关系时，提到 20 世纪 40 年代的《克氏外科学》 （*Sabiston Textbook of Surgery*）扉页上的那句话："先交朋友，再做手术。"

医生职业语言包括医学专业知识和技术方案、医疗过程中相关知识和信息、医院制度及政策法规等。医生在交代诊疗方案、判断病情及预后时，要恰当说明医疗服务的风险和不确定性，让患者及其家属有心理准备。

（三）积极主动地与媒介合作

"互联网＋医疗"的发展、网络诊疗的深度开展，让网络媒体成为医疗行为的载体之一。传统医患矛盾也在互联网中出现，并呈现加剧之势。加之，一些自媒体、商业媒体片面反映医患问题，甚至恶意抹黑、曲解治疗意图，引发网络舆情。正因如此，医院应借助主流媒体的力量，积极开展医疗科普工作，让医生走出医院，更多地传递医疗知识，让更多人能够懂医疗、懂医生。医院也应借助主流媒体的力量，做好医院及医生形象的维护，打造良好的、风清气正的医疗卫生环境。

（四）建立医疗信息化管理

医院应积极主动建立公开透明的医患双方共享的医疗信息化管理系统，将各类检查、治疗方案、适应证、禁忌证等内容充分融入医疗信息化管理系统，并与跟踪随访、二次治疗等进行关联，在为患者再次就医提供方便的同时，也能有效保存好医患间的证据材料，有利于维护双方权益。

第三节　医患沟通不畅引起的乳腺相关谣言

无论在门（急）诊还是住院部，医患沟通都会因为知识差的关系，出现或多或少的不畅。加之，患者的"断章取义"及患者与患者之间的"偏听偏信"，更加深了沟通不畅，从而产生相关谣言。

谣言一：乳腺增生是气出来的

乳腺增生是指乳腺上皮组织和纤维组织增生，乳腺导管和乳小叶在结构上的退行性病变及进行性结缔组织的生长。其主要症状包括乳房疼痛、乳房肿块和乳头溢液等。70％～80％的女性都有不同程度的乳腺增生，多见于 25～45 岁的女性，极少数会发展为乳腺癌，注意定期复查即可。

乳腺增生是一种良性病变，属于正常的生理现象，主要是受到体内激素水平波动影响而出现的病变。在门（急）诊就诊过程中，医生往往会提醒患者少生气，毕竟长时间的生气会导致身体的激素水平出现大幅度波动和紊乱，医生的提醒也并不等于该疾病是"气"出来的。目前没有相关研究说明乳腺增生和生气等情绪有直接关系。

谣言二：乳腺癌患者要忌口很多食物

乳腺癌是指发生于乳腺上皮组织的恶性肿瘤，乳腺癌细胞可以通过淋巴液或血液向全身播散转移，最常见的是转移至骨、肺、肝、脑等重要脏器，是危及女性生命健康的常见恶性肿瘤。乳腺癌的诊断和鉴别诊断应当结合患者的临床表现、体格检查、影像学检查、病理学检查等来进行。

分期类型、病理分型（见附：乳腺癌诊断及规范化治疗）是乳腺癌诊断中非常重要的部分，它直接决定了医生为患者安排怎样的个性化治疗方案。实质上，在这种个性化治疗中，如果患者需要内分泌治疗则要注意忌吃含雌激素的食物；部分需使用靶向药的患者，医生也是会特意提醒不要食用西柚等蔬果；还有些患者本身存在一些疾病从而需限制饮食等。这些都是根据个人情况而进行的约束，并不能一概而论。

附：乳腺癌诊断及规范化治疗

随着中国乳腺癌筛查和早诊、早治的普及及治疗水平的不断进步，目前乳腺癌患者 5 年生存率已大幅提升，但不同地区间诊断和治疗水平仍存在较大差异。

一、病理分型

病史、体格检查及乳腺超声、钼靶或 MRI 检查是临床诊断乳腺癌的重要依据。确诊乳腺癌，要通过活组织病理学检查。规范化的病理学检查是实施乳腺癌精准治疗的前提。临床上乳腺癌的治疗决策高度依赖于病理学检查提供的各项指标，包括组织学类型、分级、肿瘤体积、脉管侵犯、淋巴结转移情况、切缘情况、激素受体及遗传学改变等。因此，病理科医生需要提供一份规范且准确的病理报告，协助临床医生制定更为精准有效的治疗策略，提高患者生存期和生活质量。然而，病理学检查工作环节较多，从乳腺癌标本送检、接收、固定、取材、脱水、包埋、切片、苏木精—伊红染色、免疫组织化学检测、基因检测、病理科医生阅片到最后病理资料归档，均可影响到乳腺癌最终的病理学诊断，并且流程环节越靠前，对后续诊断的影响越大、可弥补性越低。[①]

乳腺癌有多种分型方法，目前国内多采用以下病理分型。

非浸润性癌：包括导管内癌（癌细胞未突破导管壁基底膜）、小叶原位癌（癌细胞未突破末梢乳管或腺泡基底膜）及湿疹样乳腺癌（伴发浸润性癌者，不在此列）。此型属早期，预后较好。

浸润性特殊癌：包括乳头状癌、髓样癌（伴大量淋巴细胞浸润）、小管癌（高分子癌）、腺样囊性癌、黏液腺癌、大汗腺样癌、鳞状细胞癌等。

浸润性非特殊癌：包括浸润性小叶癌、浸润性导管癌、硬癌、髓样癌（无大量淋巴结细胞浸润）、单纯癌、腺癌等。此型是乳腺癌中最常见的类型，约占 80%，但判断预后尚需结合其他因素。

二、分期

完善的诊断除确定乳腺癌的病理类型外，还需记录疾病发展程度及范围，以便制定术前新辅助治疗方案或术后辅助治疗方案等，评价治疗效果及判断预后，因此需有统一的分期方法。乳腺癌分期方法很多，现多采用国际抗癌协会建议的 T（原发癌瘤）、N（区域淋巴结）、M（远处转移）分期法。术前 TNM 分期定

① 郭嫦媛，薛学敏，郭蕾，等. 国家癌症中心病理科乳腺癌规范化质量控制工作经验总结 [J]. 肿瘤综合治疗电子杂志，2023，9（3）.

义如下。

T_0：原发癌瘤未查出。

T_{is}：原位癌（非浸润性癌及未查到肿块的湿疹样乳腺癌）。

T_1：癌瘤长径$\leqslant 2cm$。

T_2：癌瘤长径$> 2cm$，$\leqslant 5cm$。

T_3：癌瘤长径$> 5cm$。

T_4：癌瘤大小不计，但侵及皮肤或胸壁（肋骨、肋间肌、前锯肌），炎性乳腺癌亦属此期。

N_0：同侧腋窝无肿大淋巴结。

N_1：同侧腋窝有肿大淋巴结，尚可推动。

N_2：同侧腋窝肿大淋巴结彼此融合，或与周围组织粘连。

N_3：有同侧胸骨旁淋巴结转移，或有同侧锁骨上淋巴结转移。

M_0：无远处转移。

M_1：有远处转移。

根据以上情况进行组合，可把乳腺癌分为以下各期。

0 期：$T_{is}N_0M_0$。

Ⅰ期：$T_1N_0M_0$。

Ⅱ期：$T_{0\sim1}N_1M_0$，$T_2N_{0\sim1}M_0$，$T_3N_0M_0$。

Ⅲ期：$T_{0\sim2}N_2M_0$，$T_3N_{1\sim2}M_0$，T_4 任何 NM_0，任何 TN_3M_0。

Ⅳ期：包括 M_1 的任何 TN。

分子生物学研究表明乳腺癌是异质性疾病，存在不同的分子亚型，且分子分型与临床预后密切相关。目前国际上采用 4 种标志物（ER、PR、HER-2 和 Ki-67）进行乳腺癌分子分型。

三、规范治疗

乳腺癌的治疗采用的是以手术治疗为主的综合治疗策略。一般评估要进行生命体征、实验室检查、辅助检查、血压血糖监测及术前管理、术前合并疾病评估等。麻醉评估包括术前用药、呼吸道、麻醉安全综合评估。肿瘤相关评估包括原发肿瘤、区域淋巴结、远处病灶、新辅助化疗及伴随症状评估等。对早期乳腺癌患者，手术治疗是首选，主要禁忌证包括全身情况差、主要器官有严重疾病、年老体弱不能耐受手术。

（一）手术治疗

近年来，对乳腺癌的生物学行为进行的研究证实乳腺癌自发病开始即是一个全身性疾病。因而缩小手术范围、加强术后综合辅助治疗越来越重要。手术方式包括保乳乳腺癌切除术（Conservative Surgery）、乳腺癌改良根治术（Modified Radical Mastectomy）、乳腺癌根治术（Radical Mastectomy）、全乳切除术（Total Mastectomy）、前哨淋巴结活检术及腋窝淋巴结清除术（Sentinel Lymph Node Biopsy and Axillary Lymph Node Dissection）等。

手术方式的选择应结合患者本人意愿，根据病理分型、疾病分期及辅助治疗的条件而定。对可切除的乳腺癌患者，手术应达到局部及区域淋巴结最大程度的清除，以提高生存率，然后再考虑外观及功能。

（二）化疗

乳腺癌是实体瘤中对化疗最敏感的肿瘤之一，化疗在整个治疗方案中占有重要地位。由于手术尽量降低了肿瘤负荷，残存的癌细胞易被化学抗癌药物杀灭。目前乳腺癌的化疗分为术前化疗和术后化疗。

浸润性乳腺癌伴腋窝淋巴结转移者是应用辅助化疗的指征。对腋窝淋巴结阴性者是否应用辅助化疗尚有不同意见。一般认为腋窝淋巴结阴性而有高危复发因素者，如原发肿瘤长径>2cm，组织学分级差，ER、PR阴性，HER-2有过度表达者，适宜应用术后辅助化疗。

术前化疗又称新辅助治疗（Neoadjuvant Therapy，NAT），

是主要针对局部晚期或不可切除的乳腺癌，提高保乳手术机会的治疗方法。目前，除了作为局部晚期乳腺癌的一线治疗方案，新辅助治疗还可用于监测治疗反应、高效评估药物疗效。

（三）内分泌治疗

乳腺癌细胞中 ER 含量高者，称为激素依赖性肿瘤，对内分泌治疗敏感。而 ER 含量低者，称为激素非依赖性肿瘤，这些患者对内分泌治疗反应差。因此，对 ER 阳性的患者应使用内分泌治疗。

（四）放疗

放疗是乳腺癌局部治疗的一种手段。在保留乳房的乳腺癌手术后，放疗是一重要治疗方式，应于肿块局部广泛切除后给予适当剂量放疗。单纯乳房切除术后可根据患者年龄、疾病分期分类等情况，决定是否应用放疗。

（五）靶向治疗

通过转基因技术制备的曲妥珠单抗对 HER-2 过度表达的乳腺癌患者有良好效果，可降低乳腺癌患者术后的复发转移风险，提高无病生存期。

第十一章 甲状腺疾病议题中的
健康谣言

章节目标

· 阐述网络上甲状腺疾病议题中的健康谣言。
· 了解甲状腺疾病患者对"碘"的需求。

章节导论

当前,随着体检的普及,甲状腺结节、甲状腺炎等疾病的检出率持续升高,甲状腺癌的检出率也持续升高,已经成为近年来发病率增长最快的肿瘤之一。

甲状腺疾病是指影响甲状腺功能的各种疾病,包括甲状腺功能亢进症(简称甲亢)、甲状腺功能减退症(简称甲减)、甲状腺结节和甲状腺癌等。然而,由于缺乏正确的医学知识和容易受到健康谣言的干扰,很多人对甲状腺疾病存在误解误读。

第一节 甲状腺疾病相关健康谣言举例

甲状腺是位于人体颈部的一对蝴蝶样器官,别看它体积小,却是最大的内分泌器官。甲状腺的主要作用是分泌甲状腺激素,其不仅可以促进人体大脑、骨骼等组织的生长发育,还可以促进人体内糖分、脂质等物质的代谢，调节体内激素平衡，是维护人体健康的关键。

我国甲状腺疾病患者群体庞大，甲状腺疾病的防治受到大众关注。然而大众对相关健康信息获取渠道的选择、内容科学性的辨别能力不一，如"甲状腺癌不再算癌症""患有甲状腺疾病，更容易得甲状腺癌""碘盐是甲状腺癌高发的罪魁祸首""甲状腺疾病必须立刻手术"等健康谣言在网络空间广泛传播，引起患者恐慌，影响就医行为。

误区一：甲状腺癌已经不再算是癌症了？

《重大疾病保险的疾病定义使用规范（2020年修订版）》引入轻度疾病定义，将恶性肿瘤、急性心肌梗死、脑卒中后遗症3种核心疾病，按照严重程度分为重度疾病和轻度疾病两级。TNM分期（肿瘤学中对肿瘤的一种分期形式。T是原发灶，N是淋巴结，M是远处转移）为Ⅰ期或更低分期的甲状腺癌不再列入"恶性肿瘤—重度"的保障范畴。另外，WHO将部分"包裹型滤泡型甲状腺乳头状癌"命名为"带乳头状细胞核特征的非侵袭性滤泡型甲状腺肿瘤"，名称中不再带有"癌"。以上原因，让部分网友误认为甲状腺癌已经不再是"癌症"了（见附：甲状腺癌的诊断及规范化治疗）。

甲状腺癌由于恶性程度低、生长慢，长期生存率高，因此被称为"懒癌"，但它只是进展速度相对较慢，并不等于不进展。甲状腺癌仍然是癌症的一个种类，属于恶性肿瘤。即便是甲状腺癌中预后最好的乳头状癌，也有可能存在早期通过淋巴转移或远处转移的风险。

医生在临床工作中，不仅要关注肿瘤分期早晚，也要关注病理学检查结果。甲状腺癌的病理类型主要包括乳头状癌、滤泡状癌、髓样癌、低分化癌、未分化癌等。乳头状癌包括十几种亚型，"包裹型滤泡型甲状腺乳头状癌"属于其中一个亚型，在满足特定条件下才被归为"带乳头状细胞核特征的非侵袭性滤泡型甲状腺肿瘤",属于"低风险肿瘤"。总体来看,乳头状癌、滤泡状癌属于分化型甲状腺癌,一般预后较好,通过治疗,大多数患者可恢复正常的工作、生活。

误区二:患有甲状腺疾病,更容易得甲状腺癌

甲状腺疾病种类较多,常见的甲状腺疾病有甲亢、甲减、甲状腺结节、甲状腺炎和甲状腺肿瘤等。其中,甲亢、甲减、甲状腺炎患者一般都是"良性的",癌变的风险很小。

但甲状腺结节包括良性结节与恶性结节。良性结节占绝大多数,一般不会转化成癌症,只有极少良性结节经过长期发展会发生分化,演变成恶性肿瘤。

因此,发现甲状腺结节建议到正规医院就诊,由专业医生判断结节良恶性。同时本着"早发现、早诊断、早治疗"的原则,定期复查,建议复查周期为6~12个月1次。

误区三:甲状腺疾病必须立刻手术

甲亢、甲减主要是以内分泌治疗为主,慢性甲状腺炎、甲状腺结节一般不需要药物或手术治疗。但甲状腺癌、部分良性甲状腺结节等,则要根据病情,选择即刻手术或者择期手术。

以下几种情况建议手术治疗:第一,高度可疑或确诊甲状腺癌(未分化癌除外)。第二,甲状腺良性结节具备以下条件时可以选择手术治疗:①出现与结节明显相关的局部压迫症状,如气管、食管、喉返神经、颈部大血管受压迫,出现相应症状;②合并甲亢,内科治疗无效者;③结节位于胸骨后或纵隔内,因为往胸骨后长,一方面胸腔是负压,结节会长得比较快;另一方面胸腔空间非常有限,容易发生压迫症状,所以胸骨后甲状腺肿,无论良恶性通常都需要手术;④结节进行性生长,临床考虑有恶变倾向或合并甲状腺癌高危因素;⑤患者因外观或思想顾虑过重影响正常生活而强烈要求手术。

因此，并不是所有的甲状腺疾病都需要进行手术，包括一些单发且较小（如最大径小于1cm）的甲状腺癌，经过临床医生评估也可以考虑推迟手术干预。

误区四：拍牙片会引发甲状腺癌

甲状腺癌的高危人群：①有童年期头颈部放射线照射史或放射性尘埃接触史；②有全身放射治疗史；③遗传因素，分化型甲状腺癌、甲状腺髓样癌或多发性内分泌腺瘤病－Ⅱ型（MEN－Ⅱ）、家族性多发性息肉病、某些甲状腺癌综合征的既往史或家族史。

拍牙片所用X线剂量非常小，在身体可接受的安全范围之内，"拍牙片会引发甲状腺癌"的说法没有科学依据。

第二节 甲状腺疾病患者对"碘"的需求

碘是人体必需的微量元素，是合成甲状腺激素的重要物质，人们主要通过饮水、食物等方式获取碘。缺碘可能会导致单纯性甲状腺肿大（地方性甲状腺肿，俗称"大脖子病"）、甲减。甲减会导致人体的基础代谢下降，进而导致乏力、畏寒、黏液性水肿，胎儿、婴幼儿、青少年等可能会导致大脑发育缓慢，发生呆小症。从1994年开始，全国普及碘盐摄入在很大程度上降低了碘缺乏性疾病的发病率，地方性甲状腺肿发生率明显降低，人口智力及身体素质有明显提高。近年来，随着甲状腺癌发病率的不断增加，尤其是沿海地区、经济发达地区发病率的增加，有人怀疑甲状腺癌发病率的增加与碘摄入量过多有关。实际上，根据全国肿瘤登记点癌症监测数据，以及中国疾病预防控制中心营养与健康所的食用碘盐监测数据相关分析，碘盐消费量和甲状腺癌的发病率并不存在正相关关系，碘盐和甲状腺癌死亡率也无相关性，普及碘盐仍然是我国一项长期的防治策略。不同甲状腺疾病对碘的摄入量有不同要求。

一、甲亢饮食应遵循"三高三忌"

甲亢是甲状腺腺体本身功能亢进，合成和分泌甲状腺激素增加所导致的甲状腺毒症。常见症状有易激动、心悸、怕热、多汗、消瘦、食欲亢进、失眠、大便次数增多或腹泻，女性月经稀少，伴有周期性瘫痪和进行性肌无力，老年患者高代谢症状不太明显。

甲亢患者饮食应遵循"三高三忌"。"三高"即高热量、高蛋白、高维生素，其中高热量需多吃主食，如米、面，保持健康体重；高蛋白质要多喝牛奶，多吃鱼肉、豆腐等高优质蛋白质食物；高维生素需摄入足量 B 族维生素和维生素 A、维生素 C、维生素 D。"三忌"即忌碘盐、含碘海产品和刺激性食物，如海带、海草、紫菜（干）、螺旋藻、海苔、海米（干）、虾皮等。

二、不同类型甲减对"碘"的需求

甲减即甲状腺激素合成、分泌减少或组织利用障碍导致的全身代谢减低的病症。常见症状有畏寒、乏力、易疲劳、体重增加、记忆力减退、反应迟钝、嗜睡、便秘、腹胀、月经不调、胸闷、气促、面部水肿、心率减慢等。患者确诊甲减后，需正规治疗配合饮食调整，有助疾病改善。

甲减患者饮食要求营养丰富，需补充足够的蛋白质，适当多吃些瘦肉、鱼肉、去皮禽肉、蛋白、豆制品等；限制脂肪、胆固醇摄入，甲减患者由于代谢降低，血胆固醇水平升高，建议限制摄入富含胆固醇的食物，如蛋黄、奶油、坚果、芝麻酱、肥肉、五花肉等。每天食用油最好控制在 20g 以内。甲减患者由于甲状腺激素不足，可能出现红细胞合成障碍，容易发生贫血，且铁吸收能力下降，进一步加重贫血倾向。所以，甲减患者需摄入富含铁的食物，如瘦肉、动物血等。同时，注意补充叶酸、维生素 B_{12}、维生素 C，以促进血红蛋白的合成和铁的吸收。此外，甲减患者饮食不宜过咸，避免加重水肿症状，应多吃各种杂粮、新鲜蔬菜水果等。

不同类型的甲减，对碘的要求也不同：地方性甲状腺肿是因缺碘引起的甲减，可适当补碘；桥本甲状腺炎引起的甲减，需限制海带、紫菜等高碘食物，避免短期内摄入过量碘而引起病情波动；甲状腺手术和放射性核素治疗后的甲减，是甲状腺细胞减少或完全丧失所致，或者说合成甲状腺素的"工厂"生产能力下降或丧失，即使有再多的"原材料"（碘），也无法合成足够甲状腺素，因此补碘没有意义。

三、甲状腺结节应注意均衡饮食

甲状腺结节是甲状腺细胞异常增生后在甲状腺组织中出现的团块。美国甲状腺学会将其定义为甲状腺上的一种离散型的病变，借助影像学检查，可观察到结节与正常甲状腺组织结构不同，存在相对的边界。甲状腺结节非常常见，19％～68％的健康人群超声检查时会发现甲状腺结节，其中恶性结节占 5％～15％，大部分患者不会出现症状，但如果结节压迫周围组织时，可能出现声音嘶哑、憋气、吞咽困难、影响美观等，个别结节能够自主产生甲状腺激素，引起心悸、多汗、手抖等甲亢症状。

目前尚无明确证据表明，采取某些特殊预防措施可以降低甲状腺结节的发生，不过大部分甲状腺结节患者可以通过调整饮食结构、保持健康的作息来提高免疫力，并将机体的代谢水平维持在正常范围内。碘摄入方面，建议正常、均衡饮食，适量食用食盐、海带等，避免吃碘盐的同时长期、大量摄入含碘高的食物。当然，如果甲状腺结节合并甲亢、桥本甲状腺炎、甲减时，需要遵循上文所述推荐。

防治甲状腺疾病，应避免盲目补碘，要因地、因人、因病、因时而异，遵循个体化原则，关爱甲状腺，科学补碘！

附：甲状腺癌的诊断及规范化治疗

甲状腺癌约占全身恶性肿瘤的1％，近些年其发病率呈上升趋势。甲状腺内发现肿块是甲状腺癌最常见的表现。随着病程发展，肿块增大常可压迫气管，使气管移位，并有不同程度的呼吸障碍。

一、病理分型

乳头状癌：成年人甲状腺癌的最主要类型，多见于30～45岁女性。儿童甲状腺癌几乎全部为乳头状癌。此型分化好，恶性程度较低。虽常有多中心病灶，约1/3累及双侧甲状腺，且较早出现颈部淋巴结转移，但预后较好。

滤泡状腺癌：常见于50岁左右中年人，肿瘤生长较快，属中度恶性，且有侵犯血管倾向，可经血运转移到肺、肝和骨及中枢神经系统。颈部淋巴结转移仅占10％，因此患者预后不如乳头状癌。

髓样癌：来源于滤泡旁降钙素（Calcitonin）分化细胞（C细胞），细胞排列呈巢状或囊状，无乳头或滤泡结构，呈未分化状；间质内有淀粉样物沉积。恶性程度中等，可有颈部淋巴结侵犯和血行转移，预后不如乳头状癌，但较未分化癌好。

未分化癌：多见于70岁左右老年人。发展迅速，高度恶性，且约50％早期即伴有颈部淋巴结转移，或侵犯气管、喉返神经或食管，常经血运向肺、骨等远处转移。预后很差，平均存活3～6个月，1年存活率仅5％～15％。

总之，不同病理类型的甲状腺癌，其生物学特性、临床表现、诊断、治疗及预后均有所不同。

二、分期

2017 年美国癌症联合会（AJCC）在甲状腺癌 TNM 分期中，更注重肿瘤浸润程度、组织病理学类型及年龄（表 11-1）。

表 11-1　甲状腺癌的临床分期（AJCC）

分期	分化型甲状腺癌		髓样癌（所有年龄）	未分化癌（所有年龄）
	55 岁以下	55 岁及以上		
Ⅰ 期	任何 TNM_0	$T_{1\sim2} N_{0\sim X} M_0$	$T_1 N_0 M_0$	
Ⅱ 期	任何 TNM_1	$T_{1\sim2} N_1 M_0$ $T_{3a}/T_{3b} NM_0$	$T_{2\sim3} N_0 M_0$	
Ⅲ 期		$T_{4a} NM_0$	$T_{1\sim3} N_{1a} M_0$	
Ⅳ A 期		$T_{4b} NM_0$	$T_{1\sim3} N_{1b} M_0$ $T_{4a} NM_0$	$T_{1\sim3a}$
Ⅳ B 期		TNM_1	$T_{4b} NM_0$	$T_{1\sim3a} N_1 M_0$ $T_{3b\sim4} NM_0$
Ⅳ C 期			TNM_1	TNM_1

T：原发肿瘤。所有的分级可再分为：（a）孤立性肿瘤；（b）多灶性肿瘤（其中最大者决定分级）。未分化癌 T 分期与分化型甲状腺癌 T 分期相同。

T_x：原发肿瘤不能评估。

T_0：没有原发肿瘤证据。

T_1：肿瘤最大径≤2cm，且在甲状腺内。

T_{1a}：肿瘤最大径≤1cm，且在甲状腺内。

T_{1b}：肿瘤最大径>1cm，≤2cm，且在甲状腺内。

T_2：肿瘤最大径>2cm，≤4cm，且在甲状腺内。

T_3：肿瘤最大径>4cm，且在甲状腺内，或任何肿瘤伴甲状腺外浸润（如累及胸骨或甲状腺周围软组织）。

T_{3a}：肿瘤最大径>4cm，局限在甲状腺内。

T_{3b}：任何大小的肿瘤伴有明显的侵袭带状肌的腺外侵袭（包括胸骨舌骨肌、胸骨甲状肌、甲状舌骨肌、肩胛舌骨肌）。

T_{4a}：任何肿瘤浸润超过包膜，浸润皮肤软组织、喉、气管、食管、喉返神经。

T_{4b}：远处转移。肿瘤浸润椎前筋膜或包绕颈动脉或纵隔血管。

N：区域淋巴结。区域淋巴结包括颈中央区、颈侧区和纵隔上淋巴结。

N_x：区域淋巴结不能评估。

N_0：无证据表明存在区域淋巴结转移。

N_{0a}：发现1个或多个经细胞学或组织学证实为良性的淋巴结。

N_{0b}：无放射学或临床证据表明存在区域淋巴结转移。

N_1：区域淋巴结转移。

N_{1a}：Ⅵ区转移（气管前、气管旁、喉前淋巴结）或纵隔上淋巴结（Ⅶ区）转移，包括单侧或双侧转移。

N_{1b}：转移至Ⅰ、Ⅱ、Ⅲ、Ⅳ或Ⅴ区淋巴结（同侧、双侧或对侧），或咽后淋巴结。

M：远处转移。

M_0：无远处转移。

M_1：有远处转移。

三、规范治疗

除未分化癌以外，手术是各型甲状腺癌的基础治疗方法，并辅助应用放射性核素治疗、促甲状腺激素（Thyroid Stimulating Hormone，TSH）抑制及外照射治疗等治疗手段。

（一）手术治疗

手术是治疗甲状腺癌的重要手段之一。根据肿瘤的病理类型和侵犯范围的不同，其方法也不同。甲状腺癌的手术治疗包括甲状腺本身的切除及颈淋巴结清扫。

（二）放射性核素治疗

甲状腺组织和分化型甲状腺癌细胞具有摄取 ^{131}I 的功能，利用 ^{131}I 发射出来的 β 射线的电离辐射生物效应可破坏残余甲状腺组织和癌细胞，从而达到治疗目的。

（三）TSH 抑制治疗

TSH 抑制治疗是指分化型甲状腺癌（主要包括甲状腺乳头状癌和甲状腺滤泡状癌）术后，应用甲状腺激素将 TSH 抑制在正常范围的低限或低限以下的一种治疗方法。其主要目的是抑制分化型甲状腺癌细胞生长，降低甲状腺癌复发率。

（四）外照射治疗

主要用于未分化甲状腺癌。